Ratgeber Narzissmus

Ratgeber zur Reihe Fortschritte der Psychotherapie
Band 59

Ratgeber Narzissmus

Prof. Dr. Claas-Hinrich Lammers

Claas-Hinrich Lammers

Ratgeber Narzissmus

Informationen für Betroffene und Angehörige

hogrefe

Prof. Dr. med. Claas-Hinrich Lammers, geb. 1962. 1983–1990 Studium der Medizin in Hamburg. 1990 Promotion. Facharztausbildung am Max-Planck-Institut in München und an den Universitätskliniken von Marburg und Lübeck. Oberarzttätigkeit an der Universitätsklinik Lübeck und an der Charité, Berlin. Forschungsaufenthalte am Centre Paul Broca, Paris und am NINDS, Bethesda. 2001 Habilitation. Supervisor für Verhaltenstherapie (IFT). Zusatzausbildungen in EMDR, DBT und emotionsfokussierter Psychotherapie. Seit 2006 Ärztlicher Direktor und Chefarzt der I. Klinik für Psychiatrie und Psychotherapie der Asklepios Klinik Nord – Ochsenzoll, Hamburg.

Bibliografische Information der Deutschen Nationalbibliothek
Die Deutsche Nationalbibliothek verzeichnet diese Publikation in der Deutschen Nationalbibliografie; detaillierte bibliografische Daten sind im Internet über http://dnb.dnb.de abrufbar.

Hogrefe Verlag GmbH & Co. KG
Merkelstraße 3
37085 Göttingen
Deutschland
Tel. +49 551 999 50 0
Fax +49 551 999 50 111
info@hogrefe.de
www.hogrefe.de

Umschlagabbildung: © iStock.com / baona
Satz: Michael Kleine, Hogrefe Verlag GmbH & Co. KG, Göttingen
Druck: mediaprint solutions GmbH, Paderborn
Printed in Germany
Auf säurefreiem Papier gedruckt

1. Auflage 2024

(E-Book-ISBN [PDF] 978-3-8409-3302-8; E-Book-ISBN [EPUB] 978-3-8444-3302-9)
ISBN 978-3-8017-3302-5
https://doi.org/10.1026/03302-000

Inhalt

1 Die Varianten des Narzissmus

1.1 Narzissmus – Gesund oder problematisch?

Der Begriff des Narzissmus ist in aller Munde. „Das ist ein Narzisst!" – In diesem vielfach gehörten Vorwurf kommt die Überzeugung zum Ausdruck, dass viele zwischenmenschliche Probleme auf narzisstische Eigenschaften und Verhaltensweisen zurückzuführen sind. Diese Überzeugung besteht sicherlich nicht zu Unrecht, denn ein ausgeprägter Narzissmus geht immer auf Kosten anderer und kann viel Unglück und Unheil anrichten. „*Ich* will reicher (klüger, erfolgreicher, intelligenter, kompetenter, gebildeter, attraktiver ...) sein als andere Menschen!" Das *Ich* wird dabei ganz deutlich in den Vordergrund und das *Du* in den Hintergrund geschoben. Letztlich leidet sogar die narzisstische Person selbst an ihren extremen Persönlichkeitseigenschaften – sodass man von einer narzisstischen Persönlichkeitsstörung sprechen muss.

Doch um Narzissmus zu verstehen, müssen wir am anderen Ende anfangen, dort nämlich, wo der Narzissmus eine gesunde Wurzel hat: dem Streben nach Selbstwert. Wir alle wollen von anderen Menschen respektiert, gemocht, geschätzt und manchmal vielleicht auch ein klein wenig bewundert werden, da wir hierdurch unser Selbstwertgefühl steigern. Wir wollen erleben, dass wir nicht nur in Ordnung sind, sondern auf unsere Art und Weise auch besonders, bemerkenswert, interessant, befähigt, liebenswert und vieles mehr, ohne dass wir uns deshalb gleich über die anderen Menschen stellen und uns für etwas Besseres halten würden. Und das zu Recht, schließlich trägt ein hohes (wohlgemerkt kein übersteigertes) Selbstwertgefühl wesentlich zu unserem Wohlbefinden, positiven Gefühlen und unserer psychischen Stabilität bei. Doch ohne Erfolge, besondere Fähigkeiten, Attraktivität, Intelligenz, Originalität usw. werden wir von unserer Umwelt nicht die Aufmerksamkeit und Anerkennung bekommen, welche wir für unser Selbstwertgefühl brauchen. Jeder Mensch legt somit selbstwertdienliche Verhaltensweisen an den Tag, welche in der Psychologie offiziell als narzisstische Verhaltensweisen bzw. Eigenschaften bezeichnet werden. Zu ihnen gehören unter anderem

- extravertiertes Verhalten (insbesondere die Suche nach neuen Reizen),
- der Mut für Entscheidungen,

- die Bereitschaft zur Übernahme von neuen Aufgaben und Herausforderungen,
- Anspruchsdenken,
- das Streben nach Dominanz bzw. Erfolg sowie
- die Neigung zur Selbstdarstellung.

Merke

In diesem Buch wird nicht der Ausdruck „Narzisst" bzw. „Narzisstin" verwendet (z.B. „Der Narzisst ist egozentrisch"), weil dieser Ausdruck eine generelle negative Bewertung der gesamten Person beinhaltet und damit diskriminierend ist. Vielmehr soll von narzisstischen Menschen bzw. Menschen mit narzisstischen Eigenschaften die Rede sein.

Erst ab einer gewissen Ausprägung der narzisstischen Persönlichkeitseigenschaften fängt es zunächst für die Umgebung und dann für die narzisstische Person selbst an, problematisch zu werden. Man kann Narzissmus folglich mit dem Blutdruck vergleichen, denn ohne einen Blutdruck gibt es keinen funktionierenden Kreislauf, doch ein zu hoher (und auch ein zu niedriger) Blutdruck gelten zurecht als krankhaft. Und genauso, wie es einen normalen bzw. gesunden Blutdruck gibt, kann man von einem normalen bzw. gesunden Narzissmus sprechen. Und genauso, wie ein zu hoher Bluthochdruck zu (körperlichen) Schäden führt, geht ein zu hoher Narzissmus mit negativen (seelischen) Folgen einher. Der Übergang von gesund zu krank ist dabei fließend, was beim Narzissmus, wo man anders als beim Blutdruck nicht einfach einen Grenzwert festlegen kann, zu einiger Verwirrung führt. Doch davon später.

Selbstwert ist wie eine Batterie, die aufgeladen werden muss, um uns durch den Alltag zu tragen, wo wir uns mit Problemen, Kritik, Misserfolgen und anderen Widrigkeiten auseinandersetzen müssen. Es gibt verschiedene Quellen des Selbstwertes, die allesamt ihre Bedeutung haben. Unter anderem sind dies

- die Erfahrung von Liebe, Wertschätzung und Unterstützung durch *frühe* Bezugspersonen,
- Liebe, Wertschätzung, Respekt und Unterstützung durch *gegenwärtige* Bezugspersonen,

- Freundschaften,
- berufliche Erfolge,
- Interessen und Hobbys,
- besondere Eigenschaften (z. B. Intelligenz, Aussehen, körperliche Fähigkeiten) sowie
- die Zugehörigkeit zu einer bestimmten sozialen Gruppe.

Das Erfahren von Liebe, Wertschätzung und Unterstützung durch *frühe* Bezugspersonen (Familie, Angehörige) kann man sich wie das Aufladen einer lebenslangen Selbstwertbatterie vorstellen. Diese Batterie reicht zwar nicht für alle Lebenssituationen aus, aber wir können uns durch solche Erfahrungen grundsätzlich als einen akzeptablen und liebenswerten Menschen erleben, was im Verlauf des Lebens bei schwierigen und belastenden Situationen (z. B. Trennungen, Misserfolgen) wie ein Puffer gegen extreme Selbstzweifel wirken kann. Fehlen diese positiven Erfahrungen in der Kindheit, dann kann das problematische Auswirkungen auf das spätere Leben haben, wie wir in Kapitel 1.2 noch sehen werden, wenn es um den krankhaften Narzissmus geht.

Aber unser Selbstwert resultiert nicht allein aus einer guten Kindheit, sondern braucht auch immer wieder den Respekt, die Beachtung, die Anerkennung, das Lob, was wir von anderen Menschen für unsere Eigenschaften, unseren Einsatz, unsere Leistungen und Erfolge bekommen. Dass dieses Streben nach Selbstwert grundsätzlich gesund ist, es also einen gesunden Narzissmus gibt, kann man unter anderem daran erkennen, dass ein selbstbewusster Mensch

- selbstsicher auftritt,
- sich anspruchsvolle Aufgaben zutraut und neue Wege geht,
- angesichts seiner Schwächen oder Rückschlägen dennoch stabil und zuversichtlich bleibt,
- Misserfolge und Frustrationen aushält und bewältigt,
- angemessene Kritik erträgt und unangemessene Kritik zurückweist,
- Stärken anderer Menschen anerkennt, ohne Neid zu empfinden oder sich schwach zu fühlen,
- seine Wünsche offen äußert,
- zu Wünschen oder Anforderungen anderer Menschen unter Umständen Nein sagt,
- sich durchsetzen kann (ohne dabei andere Menschen zu verletzen oder zu demütigen) und

- sich auf Bindungen und Beziehungen einlässt (denn ein selbstbewusster Mensch hat keine tiefgreifende Angst davor, verlassen zu werden, bzw. vor Enttäuschungen, sodass er deswegen keine Bindungen eingehen würde).

Auch wenn es Sie vielleicht wundert zu hören: Nach dieser psychologischen Definition haben berühmte Persönlichkeiten wie Mutter Theresa oder Mahatma Ghandi ausgeprägte narzisstische Eigenschaften. Aber sie sind dabei nicht egoistisch, empathiearm und ausbeuterisch, wie es Menschen mit einem pathologischen Narzissmus sind. Ihr gesunder Narzissmus hat ihnen gerade die Kraft gegeben, entgegen vielen Widerständen einen eigenen Weg zu gehen, als Führungsfigur für eine Bewegung einzutreten und an sich und die eigenen Ideale zu glauben.

Merke

Ein gesunder Narzissmus geht nicht auf Kosten anderer Menschen. Dies ist ein wichtiger Punkt, um eine Abgrenzung zum problematischen Narzissmus zu ziehen.

Fallbeispiel: Gesunder Narzissmus

Herr L. ist zufrieden mit seinem Leben. Er ist verheiratet, hat zwei Kinder und ist mit seinen 42 Jahren mittlerweile Betriebsleiter für eine große Energiefirma. Der Weg dahin war nicht immer leicht, aber mit seinem Ehrgeiz und seiner zupackenden Art hat Herr L. sich über die Jahre hochgearbeitet, worauf er stolz ist. Und er sieht sich noch lange nicht am Ende seiner Karriereleiter angekommen. Sein finanzielles Einkommen hat sich ebenfalls gut entwickelt, sodass er sich Dinge leisten kann, von denen er schon immer geträumt hat. Fragt man seine Frau, die wegen der zwei Kinder nur halbtags beruflich tätig ist, dann ist das Familienleben auf ihren Mann und seine beruflichen Tätigkeiten abgestimmt. Aber sie erlebt ihre Ehe als harmonisch und sie mag die extravertierte und unternehmungslustige Art ihres Mannes, der wiederum seine Frau und seine Kinder als seinen Ruhepol beschreibt. Im Freundeskreis ist Herr L. oftmals derjenige, der, sei es bei Aktivitäten oder bei Diskussionen, den Ton angibt, wodurch er die anderen häufig mitreißt. Und im Kontakt mit fremden

Menschen hilft ihm seine charmante und extravertierte Art, rasch neue Beziehungen zu knüpfen.

Es ist eine häufig gehörte Meinung, dass narzisstische Menschen nach außen hin so selbstbewusst wirken und so stark auftreten, weil sie sich innerlich so klein und schwach fühlen. Durch ihr selbstsicheres Auftreten verbergen sie dieser Meinung zufolge nur ihr geringes Selbstwertgefühl. Doch trifft das auf alle narzisstischen Menschen zu? Die Antwort hierauf ist ein klares Nein! Menschen mit einem zwar ausgeprägten, jedoch noch normalen Narzissmus haben in der Regel kein niedriges Selbstwertgefühl, das sie hinter ihrem selbstbewussten Auftreten verbergen. Sie sind wirklich überzeugt von sich und ihren Leistungen und genießen einfach den Erfolg und die Aufmerksamkeit von anderen. Anders sieht es schon beim problematischen und mit Sicherheit beim krankhaften Narzissmus aus. Je ausgeprägter die narzisstischen Eigenschaften einer Person sind, desto wahrscheinlicher verbirgt sich hinter ihrem arroganten, dominanten und egozentrischen Auftreten ein selbstunsicherer und verletzbarer Teil ihrer Persönlichkeit. Hierauf wird in Kapitel 1.2.2 näher eingegangen. An dieser Stelle können wir aber bereits zwei wichtige Begriff einführen, nämlich das grandiose Selbst und das vulnerable Selbst:

- *Grandioses Selbst (Größenselbst).* Dies ist die Bezeichnung für den sichtbaren Ausdruck narzisstischer Eigenschaften, welcher von normal bis krankhaft reichen kann. Das grandiose Selbst verkörpert den selbstbewussten Teil einer narzisstischen Person. Den Übergang von normal zu krankhaft schauen wir uns im Folgenden noch genauer an.
- *Vulnerables Selbst (Kleinheitsselbst).* Dies ist die Bezeichnung für den selbstunsicheren und verletzbaren Teil von Menschen mit einem problematischen bzw. krankhaften Narzissmus. Das vulnerable Selbst steht für ein geringes Selbstwertgefühl, welches narzisstische Menschen um nahezu jeden Preis vor den Augen der Umwelt (und vor sich selbst) verbergen wollen.

Nun gut, mag man denken, aber es ist doch erstrebenswert, seinen Narzissmus so gering wie möglich zu halten und sich in Bescheidenheit und Demut zu üben. Jedoch zeigen wissenschaftliche Studien, ohne die Wertschätzung für solche „unnarzisstischen" Eigenschaften zu kritisieren, dass Menschen mit einer geringen Ausprägung narzisstischer Eigenschaften deutlich mehr zu psychischen Problemen neigen.

Zu Beginn des Kapitels haben wir den Narzissmus mit dem Blutdruck verglichen, der aber nicht nur bei einem zu hohen Druck (Hypertonie) problematisch ist, sondern auch bei einem zu niedrigen Druck (Hypotonie), welcher mit Schwäche, Schwindel und Zusammenbruch des Kreislaufes einhergehen kann. Genauso verhält es sich mit dem Selbstwertgefühl. Denn wenn dieses zu schwach ausgeprägt ist, fehlt es einer Person an Selbstbewusstsein und sie

- hält sich für weniger wertvoll als andere Menschen (Gefühl von Minderwertigkeit),
- ist eher schüchtern und zurückhaltend,
- traut sich nicht, ihre Bedürfnisse und Wünsche zu äußern bzw. durchzusetzen,
- traut sich nicht, Nein zu sagen, und versucht vielmehr, es den anderen Menschen immer auf ihre eigenen Kosten recht zu machen,
- leidet an ihren Misserfolgen und Rückschlägen, weil sie sich grundsätzlich selbst die Schuld dafür gibt,
- reagiert auf Kritik, ob angemessen oder unangemessen, schnell mit Schuld oder Schamgefühlen und einem unterwürfigen Verhalten und
- erlebt seltener Respekt, Anerkennung und Lob durch andere Menschen.

Demnach bleiben selbstunsichere, also unnarzisstische Menschen in ihrem Leben häufig unter ihren Möglichkeiten, werden von anderen Menschen übervorteilt, gehen Herausforderungen eher aus dem Weg und sind häufiger einsam. Nicht zuletzt deswegen leiden sie deutlich häufiger unter Stimmungstiefs, Ängstlichkeit oder sogar Angsterkrankungen und Depressionen.

Halten wir also fest, dass es ein gesundes Streben nach Selbstwert – einen gesunden Narzissmus – gibt, der für die betreffende Person von Vorteil ist, ohne dass dieses Streben auf Kosten anderer geht. Deswegen können Menschen mit einem gesunden Narzissmus auch langfristig sowohl im beruflichen als auch im privaten Leben erfolgreich und stabil bleiben. Natürlich treffen sie immer wieder mal auf Menschen, die ihre extravertierte und etwas laute Art nicht mögen, vielleicht auch auf Menschen, von denen sie aus Neid abgelehnt werden. Aber damit können sie gut umgehen und sehen dies nicht als Grund, sich selbstkritische Gedanken zu machen.

Woran kann man aber festmachen, dass eine bestimmte Person einen gesunden oder einen problematischen Narzissmus hat? Diese Unterscheidung ist alles andere als einfach. Unterschiedliche Menschen bzw. unterschiedliche

Gruppen haben verschiedene Toleranzschwellen für selbstbewusste Verhaltensweisen von anderen Menschen. Was für den einen ein selbstgefälliger Angeber ist, kann für den anderen ein interessanter und erfolgreicher Sympathieträger sein. Was von einem Amerikaner als ein robustes Auftreten im Business empfunden wird, ist vielleicht für japanische Geschäftsleute inakzeptabel. Aber auch innerhalb einer Kultur sind Eigenschaften wie Geltungsbewusstsein und Durchsetzungskraft in bestimmten Bereichen der Gesellschaft (z.B. in der Unterhaltungsbranche oder in der Politik) eher wichtig und akzeptiert als in anderen Lebensbereichen. Wie kann man dann aber den Übergang des gesunden Narzissmus hin zum problematischen Narzissmus beschreiben? Die einfache Antwort lautet: *Die Dosis macht das Gift,* wie bei so vielen Dingen des Lebens (z.B. Sonnenstrahlen, Stress, Medikamente). Und das gilt auch für das Streben nach Selbstwert. Im Folgenden möchte ich Ihnen anhand einiger Begriffspaare den Übergang vom gesunden zum problematischen (aber noch nicht krankhaften!) Narzissmus verdeutlichen:

Gesunder oder problematischer Narzissmus?

- Selbstbewusst *oder* eingebildet bzw. überheblich?
- Von sich überzeugt *oder* selbstverliebt?
- Dominant *oder* ausbeuterisch?
- Selbstfürsorglich *oder* egoistisch?
- Eitel *oder* arrogant?
- Erfolgsorientiert *oder* ruhmessüchtig?

Wie Sie anhand dieser Begriffspaare sehen, geht die steigende Ausprägung narzisstischer Eigenschaften zunehmend mit Egoismus, Egozentrik und der Vernachlässigung bzw. Ausnutzung anderer Menschen einher. Der Übergang vom normalen zum problematischen Narzissmus ist folglich am ehesten daran festzumachen, wie sehr andere Menschen unter den narzisstischen Eigenschaften und Verhaltensweisen einer Person leiden.

Merke

Beim problematischen Narzissmus leiden zuerst die Mitmenschen und (noch) nicht die betreffende Person selbst.

Menschen mit einem problematischen Narzissmus haben ein deutlich sichtbares grandioses Selbst, das gekennzeichnet ist durch eine Selbstbezogenheit bzw. Egoismus, eine hohe Anspruchshaltung, den ständigen Versuch, besser als die anderen zu sein sowie das ständige Streben nach Aufmerksamkeit und Bewunderung, ohne dabei in angemessener Form auch auf die Bedürfnisse der Umwelt zu achten (Empathiearmut). Während Menschen mit einem gesunden Narzissmus anderen genau das geben können, was sie auch selbst für ihren Selbstwert brauchen (Aufmerksamkeit, Interesse, Wertschätzung, Anerkennung usw.), sind Menschen mit einem problematischen Narzissmus hierzu nur bedingt in der Lage bzw. willens. Ihnen sind ihr Erfolg, ihr Aussehen, ihre Interessen und ihre Ziele wichtiger als ein gutes Auskommen mit anderen Menschen. Ihr Narzissmus geht auf Kosten anderer und sie interessieren sich eigentlich nur dann für andere Menschen, wenn es ihnen selbst etwas bringt und sie sich hierdurch einen Vorteil versprechen. Leider sind sie damit nicht selten erfolgreich und selbstzufrieden, auch wenn viele Menschen nur den Kopf schütteln angesichts dieser Selbstbezogenheit, und hierunter oftmals leiden. Aber das ist narzisstischen Menschen egal, denn sie sind nicht nur egoistisch, es fehlt ihnen leider auch an Empathie, also der Fähigkeit bzw. dem Wunsch, sich in andere Menschen hineinzuversetzen und deren innere Welt, also deren Wünsche und Bedürfnisse zu verstehen.

Dennoch: Diese narzisstischen Menschen mögen zwar stören, sind aber nicht in einem psychiatrischen Sinne gestört, das heißt, sie sind nach den offiziellen Kriterien der psychiatrischen Klassifikationssystem (ICD-10 und ICD-11, DSM-5) nicht krank. So paradox es auch klingen mag: Donald Trump hat zwar mit Sicherheit eine extrem starke Ausprägung problematischer narzisstischer Eigenschaften, aber er hat keine narzisstische Persönlichkeitsstörung (NPS), denn er leidet nicht an seinem Narzissmus. Hierzu erfahren Sie im nächsten Kapitel mehr.

Merke

In Abgrenzung zum normalen/gesunden Narzissmus zeichnet sich der problematische Narzissmus durch eine stärkere Ausgeprägtheit der narzisstischen Eigenschaften aus, welche zu einem Leidensdruck für Menschen im privaten und beruflichen Umfeld führt.

1.2 Der krankhafte Narzissmus

1.2.1 Die narzisstische Persönlichkeitsstörung

Ausgehend vom gesunden Narzissmus haben wir uns bislang angeschaut, wie dieser bei immer stärkerer Ausprägung der narzisstischen Eigenschaften für die Umwelt zu einem Problem werden kann. Wir sprechen dann von einem problematischen Narzissmus. Ab wann aber kann man berechtigterweise von einem krankhaften Narzissmus, das heißt von einer narzisstischen Persönlichkeitsstörung, sprechen? Dass andere Menschen unter dem Narzissmus einer Person zur leiden haben, ist zwar ein großer Schritt hin zum krankhaften Narzissmus, reicht aber noch nicht für die offizielle Diagnose einer narzisstischen Persönlichkeitsstörung (im Folgenden mit „NPS“ abgekürzt) aus. Diese darf man gemäß der psychiatrischen Diagnostik erst dann stellen, wenn auch die narzisstische Person selbst an den Folgen ihres Narzissmus leidet und massive Einbußen im privaten und beruflichen Leben erfährt. Das eigene Leiden bedeutet nämlich, dass die narzisstische Person nicht in der Lage ist, ihr Verhalten so zu steuern, dass sie psychisch stabil bleibt. Sie hat nicht mehr ausreichend Kontrolle über ihr Verhalten und kann sich deswegen nicht flexibel ihrer Umwelt anpassen. Ein gesunder Mensch mit stark ausgeprägten narzisstischen Eigenschaften ist zum Beispiel im Beruf in der Lage, sich auch mal unterzuordnen, und reagiert nicht aggressiv auf eine Entscheidung seiner Vorgesetzten, um seine Stellung nicht zu gefährden, oder kann einen Misserfolg wegstecken und weiter an der Sache arbeiten. Ein Mensch mit einer NPS hingegen tritt seinen Vorgesetzten gegenüber trotz entsprechender Vorerfahrung und Warnsignale arrogant und abwertend auf, sodass er (wieder einmal) die Kündigung erhält. Und bei einem Misserfolg, einer Trennung oder einer öffentlichen Bloßstellung kann er in eine Krise geraten, welche unter Umständen in einem Selbstmordversuch mündet.

Merke

Um die Diagnose einer NPS zu stellen, muss nicht nur die Umwelt, sondern die betreffende Person selbst unter den Folgen ihres Narzissmus leiden bzw. massive Einbußen hinnehmen.

Deswegen kann und darf man bei all den Berühmtheiten, die einem beim Thema Narzissmus sofort in den Kopf kommen, keine NPS diagnostizieren, auch wenn die betreffende Person nahezu alle narzisstischen Eigenschaften aufweist. Diese Betrachtung des Narzissmus stößt bei nicht wenigen Menschen auf Unverständnis. Doch verhindert man, wenn man das persönliche Leiden für die Diagnosestellung als notwendig ansieht, dass Menschen als krankhaft diagnostiziert werden, nur weil sie anders sind als andere und man ihre Art nicht mag. Über diese eher willkürliche und auch unscharfe Grenze zwischen (gesundem oder problematischem) Narzissmus und der NPS kann man viel diskutieren, und nicht wenige Menschen, die unter dem Verhalten einer narzisstischen Person leiden, werden verständnislos den Kopf schütteln. Trotzdem gilt und soll hier nochmal deutlich zum Ausdruck kommen: Eine Partnerin, ein Arbeitskollege oder eine andere Person kann massiv unter einer narzisstischen Person leiden, auch wenn diese nicht die Kriterien für eine NPS erfüllt.

An dieser Stelle geht es um die Definition eines Krankheitsbegriffs. Um von einer NPS sprechen zu dürfen, müssen die Betroffenen eine Reihe offizieller Kriterien erfüllen. Zu denen gehört, dass

1. die narzisstischen Persönlichkeitsmerkmale (vgl. Kapitel 1.2.4) sehr stark und andauernd ausgeprägt sind,
2. sie nicht nur bei anderen Menschen, sondern auch bei der narzisstischen Person selbst zu Einbußen und Leid führen,
3. sie in allen Situationen des Lebens auftreten (also z. B. nicht nur in der Beziehung oder im Beruf) und
4. die betreffende Person trotz massiver Kritik, Ablehnung, Misserfolgen usw. nicht in der Lage ist, ihr Verhalten zu verändern (mangelnde Flexibilität).

Im DSM-5, dem amerikanischen Klassifikationssystem für psychische Störungen (APA/Falkai et al., 2018), sind die genauen Persönlichkeitsmerkmale aufgeführt, die zur NPS gehören und von denen mindestens fünf erfüllt sein müssen. Die betreffende Person[1]

---

1 Abdruck erfolgt mit Genehmigung aus der deutschen Ausgabe des Diagnostic and Statistical Manual of Mental Disorders, Fifth Edition © 2013, Dt. Ausgabe: © 2018, American Psychiatric Association. Alle Rechte vorbehalten.

1. hat ein grandioses Gefühl der eigenen Wichtigkeit (z. B. übertreibt die eigenen Leistungen und Talente; erwartet, ohne entsprechende Leistungen als überlegen anerkannt zu werden),
2. ist stark eingenommen von Fantasien grenzenlosen Erfolges, Macht, Glanz, Schönheit oder idealer Liebe,
3. glaubt von sich, „besonders“ und einzigartig zu sein und nur von anderen besonderen oder angesehenen Personen (oder Institutionen) verstanden zu werden oder nur mit diesen verkehren zu können,
4. verlangt nach übermäßiger Bewunderung,
5. legt ein Anspruchsdenken an den Tag (d. h. übertriebene Erwartungen an eine besonders bevorzugte Behandlung oder automatisches Eingehen auf die eigenen Erwartungen),
6. ist in zwischenmenschlichen Beziehungen ausbeuterisch (d. h. zieht Nutzen aus anderen, um die eigenen Ziele zu erreichen),
7. zeigt einen Mangel an Empathie: Ist nicht willens, die Gefühle und Bedürfnisse anderer zu erkennen oder sich mit ihnen zu identifizieren,
8. ist häufig neidisch auf andere oder glaubt, andere seien neidisch auf ihn/sie,
9. zeigt arrogante, überhebliche Verhaltensweisen oder Haltungen.

Diese narzisstischen Eigenschaften zeigen sich im bereits erwähnten grandiosen Selbst, da alle Verhaltensweisen von außen betrachtet das Bild eines von sich überzeugten und überlegenen Menschen entstehen lassen.

Merke

Für die Diagnose einer Narzisstischen Persönlichkeitsstörung (NPS) gibt es konkrete Kriterien, welche nur von Therapeutinnen und Therapeuten geprüft werden können.

Fallbeispiel

Der 36-jährige Patient kommt mit einer Depression zur stationären Aufnahme, die sich jedoch ohne Medikation innerhalb der ersten zwei Wochen zurückbildet. Vom therapeutischen Team wird vermutet, dass diese Besserung auf die Entlastung des Patienten von seiner schwierigen beruflichen Situation zurückzuführen ist. In der Exploration gibt der Patient eine berufliche Überforderungssituation an, da er in den letzten Monaten bis zu 14 Stunden täglich gearbeitet habe. Der Grund hierfür seien seine hohen beruflichen Ansprüche und die Angst, in seiner derzeitigen Position zu scheitern. Als Führungskraft auf der mittleren Ebene bekomme er sehr viel Druck „von unten und von oben". Befragt nach seinen sozialen Kontakten gibt er an, derzeit eine Freundin zu haben, welche er jedoch „nicht ernst nehme". Außerdem habe er mehrere Affären, was ihn in der letzten Zeit auch zunehmend belastet habe, da seine Freundin kürzlich aus einer anderen Stadt zu ihm gezogen sei. Hobbys habe er keine, dafür bleibe neben dem Beruf einfach keine Zeit und er sehe auch nicht den Sinn darin, etwas zu tun, was zu keinem vorzeigbaren Erfolg führt. Im Stationsalltag kann der Patient kaum Kontakte knüpfen, wertet die anderen Patientinnen und Patienten ab und zeigt sich in Stationsgruppen arrogant und passiv. Und auch mit seiner Therapeutin ist er unzufrieden, da es diese „einfach nicht bringe". Er habe sich eine deutlich effektivere Therapie versprochen, in der die Dinge mal „auf den Punkt" gebracht würden. Außerdem sei seine Therapeutin für ihn zu jung und unerfahren, was er schon in der ersten Sitzung gemerkt habe.

Merke

Der Begriff „toxischer Narzissmus" ist eine umgangssprachliche Bezeichnung für einen stark ausgeprägten, ausbeuterischen Narzissmus. Er findet deshalb in diesem Buch keine Erwähnung.

1.2.2 Der vulnerable Narzissmus

Bislang haben wir die großartige (sogenannte grandiose) Form des Narzissmus besprochen, deren Erscheinungsbild den meisten Menschen bekannt ist. Es gibt aber noch eine andere Form des Narzissmus, welche nach außen kaum sichtbar ist und sich erst beim näheren Kennenlernen der betreffenden Person zeigt. Man spricht hier von einem vulnerablen (verletzten) Narzissmus. Häufig hat man bei vulnerablen narzisstischen Menschen den Eindruck, dass es sich eher um schüchterne Personen handelt, die bescheiden und selbstgenügsam sind. Doch wenn man ihnen nahekommt, insbesondere in Partnerschaften, wandelt sich das Bild auf drastische Art und Weise und man wundert sich darüber, welche Persönlichkeit zum Vorschein kommt. Dann erlebt man auf einmal Menschen, die sehr selbstbezogen sind, sich für besser und wertvoller halten, sich ständig von anderen verkannt und schlecht behandelt fühlen, eine hohe Anspruchshaltung zeigen und wenig Empathie und Verständnis für andere Menschen haben. Außerdem sind sie sehr leicht kränkbar, was das Zusammenleben und den Umgang mit ihnen sehr schwierig macht. Auffallend ist auch ihr ausgeprägtes Misstrauen gegenüber anderen Menschen, von denen sie sich rasch ausgegrenzt, abgelehnt und unverstanden fühlen. Zuneigung, Zuwendung und Anerkennung können sie nicht richtig annehmen, stattdessen bleiben sie misstrauisch, da sie davon überzeugt sind, dass andere Menschen sie nicht wertschätzen und egoistisch sind. Dabei reagieren sie auf kleinste Probleme im zwischenmenschlichen Kontakt so abweisend, dass andere Menschen sich schließlich von ihnen zurückziehen bzw. den Kontakt abbrechen. Dann aber fühlen sie sich in ihrer Annahme bestätigt, dass andere Menschen sie nicht wertschätzen und egoistisch sind.

Warum aber verstecken Menschen mit einem vulnerablen Narzissmus ihre narzisstischen Eigenschaften? Warum leben sie diese nicht offen aus, wie es die grandiosen narzisstischen Menschen tun? Die Erklärung ist, dass sie trotz ihres Narzissmus mehr als grandiose narzisstische Menschen an einem geringen Selbstwert mit ausgeprägten Schamgefühlen, also an ihrem vulnerablen Selbst, leiden. Dieses vulnerable Selbst haben sie längst nicht so gut im Griff wie grandiose narzisstische Menschen, und schon bei kleineren Misserfolgen und Kritik reagieren sie mit einer starken Selbstunsicherheit und Schamgefühlen. Deshalb ist ihre Angst, für ein zu selbstbewusstes, arrogantes und dominantes Verhalten kritisiert oder abgelehnt zu werden, viel größer als bei grandiosen narzisstischen Menschen. Um ein solches Erleben zu vermeiden, verhalten sie sich lieber angepasst und unauffällig.

Fallbeispiel

Die 47-jährige Patientin kommt mit der Diagnose einer Depression zur Aufnahme in die Tagesklinik. In den ersten Gesprächen berichtet sie von einer seit längerer Zeit bestehenden Niedergestimmtheit, Interessenlosigkeit und Anspannung. Schlaf, Appetit und Tagesrhythmik hingegen seien unauffällig. Als Belastungsfaktoren gibt sie chronische partnerschaftliche Konflikte an. Im Kontakt wirkt die Patientin eher angepasst und zurückhaltend. Doch nach zwei Wochen des stationären Aufenthaltes häufen sich Streitigkeiten mit den anderen Patientinnen und Patienten und auch das Pflegepersonal beschreibt die Patientin als schnell gereizt und aggressiv, wenn es nicht nach ihrem Willen geht. Im Rahmen der Therapiegespräche stehen zunächst ihre Klagen über die Belastungen in ihren Rollen als Mutter, Ehefrau und halbtags tätige Informatikerin im Mittelpunkt. Auffallend heftig äußert sie ihre Unzufriedenheit über ihren achtjährigen Sohn, der ihrer Ansicht nach zu verspielt sei und einen zu geringen Ehrgeiz in der Schule habe. Ihren Mann bezeichnet sie als durchschnittlich intelligent und unterdurchschnittlich erfolgreich. Er und ihr Sohn seien schuld daran, dass sie trotz ihrer Intelligenz beruflich nicht erfolgreicher sei, da sie zu Hause alles allein richten müsse. Der Ehemann hingegen berichtet im Angehörigengespräch von dem Perfektionismus und den hohen Ansprüchen seiner Frau an ihn und ihren Sohn, von ihrer ständigen Kritik an beiden und ihrer grundsätzlichen Gereiztheit und Aggressivität in alltäglichen Konflikten. Im Verlauf gestaltet sich der Kontakt zur Therapeutin zunehmend schwieriger, da die Patientin sich verschlossen und unterschwellig aggressiv gibt, wenn die Sprache auf ihre Anteile an ihren Problemen kommt. Bei näherer Exploration äußert sie ihr grundsätzlich tiefes Misstrauen anderen Menschen gegenüber, welches auch die Therapeutin miteinschließt. Sie sei sich zum Beispiel sicher, dass diese nach ihren Therapiestunden Mitgliedern des Teams von der Therapiesitzung berichten und sich dabei über sie lustig machen würde. Die Therapeutin versucht mit der Patientin ein Störungsmodell zu erarbeiten, welches diese zwar zur Kenntnis nimmt, hierzu aber nicht ihre Zustimmung gibt. Nach acht Wochen tagesklinischer Behandlung wird die Patientin regulär in leicht stabilisiertem Zustand entlassen. Eine ambulante Weiterbehandlung lehnt sie ab.

Interessanterweise sind es zumeist Menschen mit einem vulnerablen Narzissmus, welche sich in Therapie begeben, und seltener Menschen mit einem grandiosen Narzissmus. Das liegt daran, dass sie keine grandiose „Schutzhülle“ haben, an der Belastungen und Probleme wie Kritik, Misserfolge, Trennungen usw. bis zu einem gewissen Grad abprallen. Da ihnen diese Schutzhülle fehlt, schlagen solche negativen Ereignisse viel stärker durch und treffen sie in ihrer ganzen Verletzbarkeit. Das Resultat sind Krisen (oftmals mit Selbstmordgedanken) und Depressionen.

1.2.3 Der maligne Narzissmus

Bei Personen mit malignem Narzissmus handelt es sich um narzisstische Menschen, die ausbeuterische und manipulative bis hin zu kriminellen und sadistischen Verhaltensweisen zeigen. Hierbei sind sie aufgrund ihrer extrem ausgeprägten emotionalen Empathiearmut ohne Gewissensbisse und Schuldgefühle. Gleichwohl haben sie die Fähigkeit, sich in andere Menschen hineinzudenken und sich deren Bedürfnisse und Motive bewusst zu machen, was sie dafür nutzen, um sie besser für ihre Zwecke ausnutzen zu können. Professionelle Betrügerinnen und Betrüger weisen häufig diese Eigenschaften auf, die sie leider allzu gut hinter einem charmanten und gewinnenden Äußeren zu verbergen wissen.

Auch diese narzisstischen Menschen haben ein vulnerables Selbst, das jedoch eher von einer paranoiden Angst geprägt ist. Sie hegen gegenüber anderen Menschen ein tiefes Misstrauen und unterstellen ihnen eine grundsätzliche Feindseligkeit. Es bedarf von daher wenig, um sie zu kränken und infolgedessen intensive Hass- und Rachegefühle auszulösen. Dabei kommt erschwerend ihre Aggressivität hinzu, die sie sowohl gegen andere Menschen als auch in Form von Suizidalität gegen sich selbst richten. In ihrer Beziehung zu anderen Menschen gibt es für sie grob gesagt nur (1) Idioten (die sie ausnutzen und nicht weiter beachten), (2) Feinde (die sie bekämpfen) und (3) Idole (die vollkommen unrealistisch gesehen und zumeist auch sehr schnell wieder fallen gelassen werden).

Patientinnen und Patienten mit einem malignen Narzissmus sind äußerst schwer zu therapieren und auch für erfahrene Therapeutinnen und Therapeuten eine große Herausforderung. Im Privatleben sollte man eher einen großen Bogen um diese Menschen machen. Mögliche Zeichen dafür, dass man es mit einem Menschen mit einem malignen Narzissmus zu tun hat, sind

- kriminelle Handlungen,
- aggressive und bedrohliche Verhaltensweisen,
- selbstverletzende oder fremdgefährdende Verhaltensweise sowie
- ein tiefes und kaum zu korrigierendes Misstrauen, dass andere Menschen ihnen etwas Böses wollen.

1.2.4 Krankhafte narzisstische Persönlichkeitseigenschaften

Wenden wir uns nun den einzelnen Problembereichen des krankhaften Narzissmus zu. Wichtig ist, dabei im Hinterkopf zu behalten, dass keine einzelne Erlebnis- oder Verhaltensweise allein zur Diagnose eines krankhaften Narzissmus ausreicht. Vielmehr bedarf es einer Mehrzahl an auffälligen bzw. problematischen Erlebnis- bzw. Verhaltensweisen zur Diagnosestellung und vor allem eines erheblichen Leidensdrucks nicht nur für die Umwelt, sondern auch für die narzisstische Person selbst.

Fallbeispiel: Herr M.

Herr M. ist 37 Jahre alt, geschieden und seit einem Jahr arbeitslos. Dabei hatte damals alles so gut angefangen, damals nach der Schule, als er nach zwei Semestern sein Informatikstudium abbrach und seine eigene Internetfirma gründete, während die anderen „Loser" Betriebswirtschaft oder Jura studierten. Für ihn war klar, dass er spätestens mit 30 Jahren genug Geld verdient haben würde, um sich zur Ruhe setzen zu können. Zunächst war seine Firma auch erfolgreich, auch wenn er nicht, wie erhofft, mit 25 Jahren schon Millionär war. Doch dann kam es zu einem Bruch mit dem Mitinhaber seiner Firma, der ihn als Egozentriker und seinen Führungsstil als diktatorisch bezeichnet hatte. Allein auf sich gestellt musste er bald bemerken, dass immer mehr Mitarbeiterinnen und Mitarbeiter kündigten und bislang verlässliche Kundinnen und Kunden absprangen. Anstatt aber seinen Führungsstil selbstkritisch zu hinterfragen und die Firma wieder neu auszurichten, reagierte Herr M. mit Ärger und Wut auf diese Ereignisse, sodass er infolgedessen bankrottging. Da er seine wechselnden Freundinnen bislang kaum ernst genommen hatte, sondern diese eher wie Trophäen betrachtete und entsprechend behandelt hatte, und weil er auch keine engen Freunde hatte, sondern nur Bekannte aus der Internet-Welt, fand er sich auf einmal ganz allein wieder. In dieser Situation schrieb er an eine ehemalige Freundin eine E-Mail, in welcher er seinen „Abschied von dieser Welt" ankündigte. Der Freundin gelang es daraufhin mit viel Geduld, Herrn M. zu überzeugen, sich in einer psychiatrisch-psychotherapeutischen Klinik vorzustellen.

Größenfantasien und Anspruchshaltung

Größenfantasien sind allzu hohe Meinungen über die eigene Person, welche nicht mehr der Realität entsprechen. Selbstüberschätzungen sind an sich nicht ungewöhnlich, denn jeder von uns hält sich ab und an für besser, als sie oder er ist (Man befrage Menschen beispielsweise nach ihren Fähigkeiten beim Autofahren!). Bei narzisstischen Menschen betreffen die Selbstüberschätzungen aber nahezu alle Lebensbereiche, haben den Charakter von Größenfantasien und sind nicht korrigierbar. Es geht ihnen darum, grundsätzlich besser zu sein als andere Menschen und sich in Bezug auf Erfolg, Macht, ideale Liebe und soziale Stellung als stark, fehlerfrei, unangreifbar und regelrecht allmächtig erleben zu können. Dabei idealisieren sie ihre eigene Person, während sie andere Menschen als unterlegen, schwach und fehlerhaft bewerten.

Mit den Größenfantasien und der Selbstidealisierung geht ein arrogantes Verhalten und eine überhöhte Anspruchshaltung einher. Weil sie sich als etwas Besonderes erleben (und auch, um sich immer wieder als etwas Besonderes erleben zu können), gehen narzisstische Menschen frei nach dem Motto *„Das Beste ist gerade gut genug!“* durch das Leben. Sei es der Platz im Restaurant, die Aufmerksamkeit einer Verkäuferin, der Zugang zu Luxusgütern oder die Wahl des Urlaubsortes: Immer muss es das Beste sein bzw. müssen sie im Unterschied zu anderen Menschen Privilegien haben.

Größenfantasien, Selbstidealisierung und eine überhöhte Anspruchshaltung machen narzisstische Menschen vor dem Hintergrund ihres lauernden vulnerablen Selbst aber extrem verletzlich. Durch das entsprechende Verhalten werden sie rasch unbeliebt und von ihrer Umwelt zunehmend kritisiert, mit ihrer Mittelmäßigkeit konfrontiert, ausgegrenzt usw. Da diese Reaktionen aber ihre narzisstische Grandiosität verletzen und sie von ihrem narzisstischen Sockel holen, kommt es zunehmend zu Kränkungen, Streitigkeiten und Beziehungsabbrüchen. Außerdem stehen Größenfantasien und Selbstidealisierung einem wirklichen Erfolg oftmals im Wege. Anstatt sich nämlich darum zu bemühen, die notwendigen Schritte zum Erfolg umzusetzen (z. B., eine hohe Leistungsbereitschaft zu zeigen bzw. einmal auf angenehme Aktivitäten zu verzichten, um sich dem Fortkommen intensiver widmen zu können), hängen narzisstische Menschen häufig nur der Fantasie vom zukünftigen Erfolg und Ruhm nach. Der Grund für diese Passivität ist in der Frustration zu finden, die zu hohe Ziele hervorrufen. Sehr schnell merken sie nämlich, wie viel Arbeit vonnöten wäre, um auch eine Chance zu haben, das Ziel zu erreichen, und dass sie wahrscheinlich niemals die Besten sein werden, sondern eben nur Mittelmaß oder Zweitbeste. Damit können sich narzisstische Menschen im Gegensatz zu Gesunden nicht abfinden. Wenn die harte Arbeit an dem Ziel ausbleibt und sie keinen überragenden Erfolg haben und mittelmäßig bleiben bzw. sogar erfolglos, geht die Schere zwischen Sein und Schein, zwischen realen Leistungen bzw. Erfolgen und ihrem Anspruch immer weiter auseinander. Dieses Auseinanderklaffen zwischen Sein und Schein ist für sie natürlich äußerst frustrierend und kränkend, umso mehr, wenn dies den anderen Menschen nicht verborgen bleibt. Sie sind bildlich gesprochen als zukünftiger Filmstar gestartet und als Statistinnen und Statisten gelandet.

Versuchen Sie dennoch, ihre extrem hohe Anspruchshaltung durch eine ausgeprägte Leistungsbereitschaft und viel Arbeit zu verwirklichen, dann mündet dies aufgrund der hohen und andauernden Stressbelastung häufig in einem behandlungsbedürftigen Burnout, einer Depression oder einer Abhängigkeitserkrankung.

Dominanz

Um im Vergleich mit ihrer Umwelt besser dazustehen, versuchen narzisstische Menschen jegliche Unsicherheiten zu vermeiden und in ihrem Auftreten einen absolut sicheren und überlegenen Eindruck zu vermitteln. Sie sind im Kontakt bestimmend, oftmals herrisch, vertreten ihre Meinung mit großer Entschiedenheit und lassen keine Zweifel an der Richtigkeit ihrer Meinung zu. Hierbei zeigt sich oft auch ihr ausgeprägtes Schwarz-Weiß-Denken: Entweder ist etwas absolut genial oder es ist komplett schlecht, entweder ist ein anderer Mensch großartig oder eine Niete, entweder ist eine Sache richtig oder sie ist falsch usw. Sich den Grautönen des Lebens zu stellen, Für und Wider gegeneinander abzuwägen, ein Sowohl-als-auch zuzulassen, kommt bei ihnen kaum vor. Keine eindeutige Meinung zu haben, gleicht für sie einem Gesichts- und Kontrollverlust, denn dann würden sie sich darauf einlassen, anderen Menschen auf Augenhöhe zu begegnen. Doch eine Begegnung auf Augenhöhe, einen echten zwischenmenschlichen Austausch und eine Offenheit in Bezug auf eigene Zweifel, Probleme oder Schwächen lassen sie nicht zu. Dies würde ihr vulnerables Selbst aktivieren und damit ihre Schamgefühle und ihre Selbstunsicherheit.

Dieses Streben narzisstischer Menschen nach der Meinungshoheit macht den Alltag mit ihnen schwer, denn es ist nicht nur so, dass sie in noch so kleinen Fragen immer Extremposition beziehen, sie sind auch rechthaberisch und rücken eigentlich nie von ihrer Meinung ab (da dies in ihren Augen einer Niederlage gleichkäme).

Konkurrenz und Abwertung

Menschen mit einem ausgeprägten Narzissmus müssen immer besser sein als andere, um damit ihr Selbstwertgefühl zu stärken. Deshalb vergleichen sie sich ständig mit anderen Menschen und treten in Konkurrenz mit ihnen. Sie können nicht einfach ein Zusammensein genießen, neue Menschen interessiert kennenlernen oder sich in eine Gruppe einordnen. Vielmehr stellen sie sich sofort die Frage: *„Wer ist der (oder die) Bessere?“* Ständig müssen sie anderen und sich selbst beweisen, dass sie stärker, größer, schlauer, erfolgreicher und, und, und sind. Das allein ist schon sehr anstrengend und nervig für die Umwelt. Denn wer will schon gerne mit jemandem Kontakt haben, der einem die ganze Zeit seine vermeintliche Überlegenheit demonstriert?

Aber niemand kann immer besser als andere sein. Vielmehr wird es immer wieder Situationen geben, in denen narzisstische Menschen schlechter abschneiden und unterlegen oder einfach mittelmäßig sind. Das nagt jedoch so sehr an ihrem Selbstwertgefühl und ruft Neid hervor, weshalb sie auf dieses Erlebnis mit einer Abwertung der anderen Person reagieren, nach dem Motto: *„Ich mache mich größer, indem ich dich kleiner mache!“* Trifft ein narzisstischer Mensch beispielsweise in einer Gesellschaft auf einen beruflich erfolgreicheren Menschen, dann wertet er diesen vielleicht als engstirnig und oberflächlich ab (z. B. „Der mag zwar erfolgreich sein, aber ich habe selten so einen ungebildeten Menschen getroffen!“). Trifft eine narzisstische Frau auf eine andere Frau, die im Gegensatz zur ihr verheiratet ist und drei Kinder hat, dann lautet ihr Kommentar womöglich: „Das wäre für mich unvorstellbar, zu Hause mit drei Kindern langsam zu verblöden!“

Abwertungen können von kritischen Bemerkungen bis hin zu Erniedrigungen gehen und sind häufig mit Ärger und Wut verbunden, was für die Umwelt auf Dauer nicht zu ertragen ist. So kommt es zu einem Bumerang-Effekt, denn früher oder später wird die Umwelt auf die erlittenen Abwertungen reagieren, was dann zum Nachteil des narzisstischen Menschen wird. So werden sich Menschen von ihnen abwenden, sie aus ihren Kreisen ausschließen, ihre Bereitschaft zur Kooperation aufkündigen (was gerade im Berufsleben von großem Nachteil sein kann) oder Partnerinnen bzw. Partner sich trennen.

Empathiearmut

Die Fähigkeit und der Wille, sich in die innere Welt anderer Menschen einzudenken und einzufühlen, sich deren Gedanken, Gefühle und Bedürfnisse bewusst zu machen, bezeichnet man als Empathie. Nur durch unsere Empathie können wir mit anderen Menschen ein Geben und Nehmen gestalten, was ein befriedigendes Miteinander ermöglicht. Wenn wir also bei einem uns nahestehenden Menschen einen traurigen Gesichtsausdruck bemerken, vielleicht zusammen mit einer brüchigen Stimme, dann lässt uns das nicht unberührt. Vielmehr spüren wir selbst ein wenig eine traurige Stimmung und denken darüber nach, was der Grund für die Traurigkeit der anderen Person sein mag. Im Vergleich zu gesunden Menschen weisen narzisstische Menschen eine sehr geringe Empathie auf, wobei dies weniger ein Unvermögen als ein mangelnder Wille zur Empathie ist. Sie wollen sich nicht mit anderen Menschen und deren Bedürfnissen beschäftigen, weil ihnen die Auseinandersetzung damit aus ihrer Sicht schlichtweg nichts bringt. Schließlich wollen sie etwas von den anderen haben (Aufmerksamkeit, Bewunderung) und ihnen nichts geben. Außerdem hat Empathie immer etwas mit Gefühlen zu tun, und Gefühle meiden narzisstische Menschen wie „der Teufel das Weihwasser". Wird es emotional oder kommen ihnen andere Menschen nah, dann werden sie schnell unsicher und hilflos, denn eine solche Nähe im Miteinander haben sie nie gelernt.

Für Beziehungen, ob nun privat oder beruflich, ist Empathiearmut ein großes Problem, denn empathiearme Menschen folgen grundlegenden Regeln des menschlichen Miteinanders nicht und machen einen egozentrischen und distanzierten Eindruck. Partnerinnen bzw. Partner, Personen aus dem Freundes- und Bekanntenkreis oder Kolleginnen und Kollegen berichten, dass sie sich vernachlässigt fühlen, ihre Bedürfnisse keine Rolle spielen und sie das Gefühl haben, uninteressant und unwichtig zu sein.

Ausnutzen anderer Menschen

Leider geht es narzisstischen Menschen nicht nur darum, von ihrer Umwelt Anerkennung, Lob und Bewunderung zu erhalten. Gerade wenn es um ihren beruflichen und finanziellen Erfolg geht, scheuen sie nicht davor zurück, andere Menschen regelrecht auszunutzen, um ihre Ziele zu erreichen. Bei ihren Beziehungen, ob beruflich der privat, steht für sie die Frage im Mittelpunkt: *„Was bringt mir diese Person in Bezug auf meine Ziele (Ruhm, Erfolg, Reichtum, sozialer Aufstieg usw.)?"* Weil sie sich überhaupt nicht für andere Menschen interessieren, sondern nur für deren finanzielle, berufliche und gesellschaftliche Stellung, lassen sie eine Person schnell wieder fallen, wenn sie durch diese ihr Ziel erreicht haben. So können sie im Beruf eine Zeit lang intensiv mit einer anderen Person zusammenarbeiten, um diese im Augenblick des Erfolges dann auszubooten und allein die Früchte der Zusammenarbeit zu ernten. Oder sie gehen eine Beziehung ein, weil die Partnerin bzw. der Partner aus einer höheren gesellschaftlichen Schicht kommt, und kaum haben sie sich dort etabliert, erfolgt die Trennung.

Um andere Menschen auszunutzen, neigen narzisstische Menschen zur Manipulation, das heißt, sie versuchen, die anderen in ihrem Sinne und für ihre Zwecke zu beeinflussen. So kann ein narzisstischer Chef einen Mitarbeiter durch ein vorgetäuschtes Lob und etwas Druck dazu bringen, die Verantwortung für einen Fehler zu übernehmen, der gar nicht von ihm verursacht wurde (z. B. „Sie haben doch in unserer Firma schon für viel Furore mit Ihren Leistungen gesorgt und wollen doch jetzt bestimmt zeigen, dass Sie auch ein breites Kreuz haben und nicht beim kleinsten Gegenwind zusammenbrechen!").

Kränkbarkeit

Narzisstische Menschen zeichnen sich durch ihre leichte Kränkbarkeit aus. Bereits bei einer geringfügigen Kritik oder einem kleinen Misserfolg reagieren sie überraschend heftig, wobei diese Reaktion sehr unterschiedlich ausfallen kann. Sie reicht von einem eingeschnappten Verhalten über einen sozialen Rückzug bis hin zu einem starken Ärger, stellenweise sogar Wut, und einem aggressiven Verhalten, welches für andere nicht nachvollziehbar ist.

Doch was ist eigentlich Kränkbarkeit? Es handelt sich hierbei um eine Mischung von drei verschiedenen Gefühlen: Scham, Ärger und Angst. Werden narzisstische Menschen an einer empfindlichen Stelle kritisiert oder abgelehnt, dann kann das bei ihnen zunächst ein Gefühl von Scham auslösen, dem schmerzhaften Gefühl, nicht gut genug zu sein und deswegen von anderen nicht geschätzt oder akzeptiert zu werden. Häufig reagieren sie dann mit Ärger oder sogar Wut auf die kritisierende Person, denn damit können sie ihre Schamgefühle für kurze Zeit beherrschen bzw. unterdrücken. Diese narzisstische Wut hat auch die Funktion, den Menschen, der die Frustration ausgelöst hat, klein zu machen und zu demütigen, um sich selbst wieder groß und überlegen fühlen zu können. Sie ist eine oftmals beeindruckende Machtdemonstration, die für den anderen Menschen in seltenen Fällen sogar körperlich gefährlich werden kann.

Doch kommt bei vielen narzisstischen Menschen zu Scham und Ärger bzw. Wut oftmals noch Angst hinzu, nämlich die Angst vor den Konsequenzen eines offen ärgerlichen Verhaltens. Sie könnten nämlich auf Unverständnis stoßen oder gar Ablehnung oder Ausschluss aus der Gemeinschaft erleben, was wiederum Schamgefühle in ihnen auslösen würde. Da schließt sich dann wieder der Kreis, aus dem sie nicht herausfinden bzw. für den sie keine Lösung haben. Deswegen meiden sie in solchen Situationen häufig die Auseinandersetzung und ziehen sich eher gekränkt zurück. Dies kann so weit gehen, dass sie zum Teil noch Monate nach einer erlittenen Kränkung angespannt und abweisend reagieren oder sich sogar irgendwann an der anderen Person rächen, womit sie bei dieser jedoch auf Unverständnis stoßen, da sie die Angelegenheit bereits längst vergessen hat.

Merke

Wir alle sind mehr oder minder kränkbar, ohne dass wir deswegen sofort ein narzisstisches Problem haben. Auch können sehr unsichere Menschen, welche kaum narzisstische Züge haben, bei Kritik, Misserfolg usw. ausgesprochen gekränkt reagieren. Dies ist ein weiteres Beispiel, das zeigt, dass man nicht von einem einzelnen Symptom (hier: Kränkbarkeit) gleich auf eine narzisstische Störung schließen darf.

Neid und Destruktivität

Ein weiteres Problem stellt der Neid dar, welcher sich bis zur Missgunst steigern kann. Es ist für narzisstische Menschen nur schwer erträglich, wenn andere Menschen etwas Besonderes vorzuweisen haben, Aufmerksamkeit durch Leistungen erregen sowie Lob und Anerkennung erhalten. Sie leben in einem ständigen Vergleich mit anderen, und schneiden sie dabei schlechter ab, dann erzeugt das bei ihnen Neid.

Während Neid bei gesunden Menschen Antrieb für ein gesteigertes Bemühen um den eigenen Erfolg sein kann (z. B. das Streben nach einer beruflichen Position), äußert sich der Neid narzisstischer Menschen eher in Kritik, Missgunst und Schlechtreden des Erfolges anderer, also in deren Abwertung. Ihr Neid ist aggressiv und destruktiv, denn sie wollen der anderen Person das nehmen, was diese ihnen voraushat, nach dem Motto: *„Was ich nicht habe bzw. kann, sollst du auch nicht haben bzw. können!“* Diese Destruktivität kann so weit gehen, dass sie anderen Menschen sichtbar schaden, zum Beispiel indem sie eine erfolgreiche Kollegin bei Vorgesetzten verleumden oder einen intellektuell weit überlegenen Bekannten damit bloßstellen, dass sie ihn vor anderen auf seine Herkunft aus einer niedrigen sozialen Schicht ansprechen.

Innere Leere

Narzisstische Patientinnen und Patienten berichten oftmals von einem Gefühl der inneren Leere, was sie auch mit Begriffen wie Unzufriedenheit, Langeweile und dem Gefühl der Sinnlosigkeit beschreiben. Solange sie aktiv sind, arbeiten, Erfolg haben und unter Menschen sind, macht sich dies wenig bemerkbar, denn dann sind sie von dieser Leere abgelenkt. Aber wenn sie abends oder am Wochenende allein sind, dann merken sie, wie wenig sie mit sich anzufangen wissen, dass sie keine wirklichen Interessen oder Hobbys haben, die ihnen Spaß machen, und keine wirklichen Freundschaften pflegen. Alles, was sie tun, ist auf die Beachtung und Bewunderung der Umwelt ausgerichtet, und bleibt diese aus, dann fühlen sie sich leer und unzufrieden. Diese Unzufriedenheit ist so quälend, dass sie sofort nach der nächsten Beschäftigung suchen, um sich von diesen Gefühlen abzulenken. Häufig sind es materielle Ziele, mit denen sie diese Unzufriedenheit zu beheben versuchen, wie ein neuer (Sport-)Wagen, neue Kleidung, teure Urlaube usw. Oder sie stürzen sich in rastlose Aktivitäten, betreiben Sport mit hohen Leistungszielen (sehr beliebt ist hier der Marathonlauf) oder gehen kurzlebige sexuelle Kontakte ein. Doch alle diese Aktivitäten führen nur zu einer vorübergehenden Befriedigung und schon nach kurzer Zeit stellt sich wieder eine tiefe Unzufriedenheit und das Gefühl der Sinnlosigkeit ein.

1.2.5 Probleme narzisstischer Menschen in verschiedenen Lebensbereichen

Im Folgenden sollen die Auswirkungen dieser narzisstischen Eigenschaften auf soziale Beziehungen und das Berufsleben näher beschrieben werden.

Probleme in sozialen Beziehungen

Narzisstische Menschen befinden sich in einem tiefgreifenden Dilemma in Bezug auf andere Menschen: Einerseits brauchen sie deren Nähe, um von ihnen Anerkennung und Bewunderung zu bekommen. Andererseits liegt ihnen aber nicht wirklich etwas an anderen Menschen, sie interessieren sich nicht ernsthaft für sie, im Gegenteil: Sie fühlen sich ihnen überlegen und interessieren sich nur so lange für sie, wie diese ihnen die ersehnte Aufmerksamkeit und Bewunderung entgegenbringen oder sie ihnen von Nutzen sind. Folglich betrachten sie ihr Gegenüber nicht als gleichwertigen Menschen mit eigenen Bedürfnissen und Zielen, sondern als Objekt zur Erfüllung ihrer egoistischen Bedürfnisse und Ziele. Diese Empathiearmut lässt sie egoistisch, kalt, unsympathisch und arrogant wirken und führt zu beträchtlichem Leiden insbesondere bei ihren Partnerinnen bzw. Partnern.

Zu Beginn einer Beziehung jedoch zeigen sich narzisstische Menschen oftmals von ihrer Schokoladenseite, denn sie wollen ja Anerkennung, Bewunderung und uneingeschränkte Liebe bekommen. Und so holen sie für ihre Partnerin bzw. ihren Partner anfänglich die Sterne vom Himmel, lesen ihr bzw. ihm jeden Wunsch von den Augen ab und scheuen keine Mühe, um ihr bzw. ihm eine Freude zu bereiten, was umgangssprachlich auch als „Love Bombing" bezeichnet wird. Doch dieses Bemühen lässt nach einiger Zeit deutlich nach, eben dann, wenn sie die Bewunderung bekommen haben, die sie so dringend brauchen. Dann beginnt es, für sie langweilig zu werden, denn sie interessieren sich ja nicht wirklich für den anderen Menschen. Und es wird gefährlich für sie, denn je länger eine Beziehung dauert, desto mehr Normalität prägt den Alltag, und Normalität bzw. Durchschnittlichkeit ist langweilig und uninteressant für narzisstische Menschen. Und je näher ein anderer Mensch ihnen mit der Zeit kommt, desto größer ist für sie die Gefahr, dass ihre verwundbare Seite, ihr vulnerables Selbst, zum Vorschein kommt. Mit Nähe und Gefühlen haben sie folglich große Schwierigkeiten, was gerade für eine Partnerschaft natürlich eine große Belastung ist. Darüber hinaus können sie es nicht ertragen, von einer anderen Person emotional abhängig zu sein. Zu spüren, dass ein anderer Mensch Macht über sie hat und sie leiden würden, wenn dieser Mensch sich abwendet oder sie auch nur kritisiert, erleben sie als bedrohlich. Lieber brechen sie eine Beziehung ab, als dass sie bereit wären, diese normale Abhängigkeit in einer Liebesbeziehung einzugehen.

Partnerinnen bzw. Partner narzisstischer Menschen beklagen sich drüber hinaus häufig über deren Egoismus, Desinteresse und fehlendes Mitgefühl (Empathiearmut), wenn es um ihre Bedürfnisse und Interessen geht. Sie fühlen sich vernachlässigt und nicht selten auch regelrecht ausgenutzt, denn narzisstische Menschen verhalten sich, wenn es um ihre Interessen geht, oft sehr berechnend und sogar ausbeuterisch. Sie zeigen sich an der Seite einer attraktiven Person, um sich selbst aufzuwerten (Vorzeigeobjekt), benutzen ihre bzw. seine gesellschaftliche Stellung zum Erreichen ihrer beruflichen Ziele (Ausbeutungsobjekt) oder zur Befriedigung ihrer sexuellen Bedürfnisse (Sexobjekt). Es gibt nicht wenige Partnerinnen bzw. Partner, die jahrelang an der Seite eines narzisstischen Menschen eine Art Schattendasein führen, weil sie sich wegen gemeinsamer Kinder oder aufgrund finanzieller Gründe nie zu einer Trennung entschließen können.

Narzisstischen Menschen geht es aber auch in allen anderen sozialen Kontakten in erster Linie um ihre eigenen Bedürfnisse und Ziele. Wirkliche Beziehungen und Freundschaften können und wollen sie nicht eingehen. Sie betrachten andere Menschen eher im Hinblick darauf, welche beruflichen, finanziellen oder gesellschaftlichen Vorteile sich aus der Beziehung zu ihnen ergeben können. Haben diese den gewünschten Zweck erfüllt und sind nicht mehr von Nutzen, dann brechen sie den Kontakt einfach ab.

Weil narzisstische Menschen darüber hinaus sehr dominant, kontrollierend und rechthaberisch sind, fühlen sich die Menschen in ihrer Umgebung nicht nur vernachlässigt, sondern auch kontrolliert und fremdbestimmt. Dabei zeigen narzisstische Menschen wenig Bereitschaft, Kritik anzunehmen, reagieren schnell gekränkt, beleidigt oder verärgert oder gehen sogar zum Gegenangriff über. Um sie zu kränken, bedarf es noch nicht einmal einer starken Kritik. Bereits ein gut gemeinter Ratschlag oder auch nur eine andere Meinung bei einer Diskussion kann bei ihnen heftige Reaktionen auslösen. Natürlich wollen und können sie ihre eigenen Schwächen und Fehler nicht zugeben. Stattdessen gehen sie sofort zum Gegenangriff über, indem sie die anderen für ihre Misserfolge verantwortlich machen (z. B. „Ich habe schlechte Mitarbeiter, deshalb hat das Projekt nicht geklappt!") oder sie versuchen, die anderen in ihrer ganzen Person infrage zu stellen bzw. abzuwerten (z. B. „Wie kommst du überhaupt dazu, mich zu kritisieren? Ich wüsste nicht, dass du das überhaupt beurteilen kannst" oder „Bevor Sie mich kritisieren, müssen Sie erst einmal beweisen, dass Sie in meiner Liga spielen!"). Dabei können sie eine unverhohlene Aggressivität und Unnachgiebigkeit zeigen, die für andere Menschen kaum zu ertragen ist.

Dies alles zusammengenommen macht eine längerfristige Beziehung schwierig, wenn nicht sogar unmöglich. Auch deshalb sind viele narzisstische Menschen vereinsamt, haben oftmals keine oder sehr wenige Freundinnen und Freunde bzw. nur instabile Beziehungen. Diese im Leben narzisstischer Menschen häufig zunehmende Einsamkeit kann zu einer großen Belastung werden und insbesondere nach einer Trennung zu einer Krise bis hin zur Suizidalität führen.

Probleme im Beruf

Die Beziehungsprobleme narzisstischer Menschen, wie sie im vorherigen Abschnitt geschildert wurden, zeigen sich natürlich auch im beruflichen Bereich, wo sie dem Gegenteil eines Teamplayers entsprechen. Egoistisch, konkurrierend und teilweise ausbeuterisch gehen sie hier ans Werk, womit sie leider nicht selten für eine gewisse Zeit erfolgreich sind. Doch mit ihrer mangelnden Flexibilität bzw. Anpassungsfähigkeit, ihrer sozialen Inkompetenz und ihrem dominanten, abwertenden und ruppigen Führungsstil sind sie auf Dauer nicht erfolgreich, sondern stoßen auf Widerspruch und Ablehnung. Deswegen ist ihr Berufsleben häufig von einem Auf und Ab geprägt oder sie sind beruflich gescheitert und in einer Langzeitarbeitslosigkeit gelandet, aus welcher sie aus eigener Kraft nicht mehr herausfinden.

Neben diesen Beziehungsproblemen spielt die extrem hohe und häufig unrealistische Anspruchshaltung sowohl an sich selbst als auch an ihre Umgebung eine große Rolle. So geht es ihnen um die „ideale" Beziehung, den „idealen" Job, den „idealen" Urlaub, die „ideale" Wohnung usw. Die folgenden Sätze sind typisch für ihre Anspruchshaltung:

- „Ich muss immer der/die Beste sein!"
- „Ich will bevorzugt behandelt werden!"
- „Ich darf keine Schwächen zeigen!"
- „Ich muss härter als die anderen arbeiten!"
- „Die anderen müssen mich immer bewundern!"
- „Ich muss immer im Mittelpunkt stehen!"

Zwar kann eine Reihe narzisstischer Menschen ihre hohe Anspruchshaltung in der Regel durch Ehrgeiz und Fokussierung auf ihren beruflichen Erfolg realisieren, doch geschieht dies unter einem immensen zeitlichen, körperlichen und psychischen Aufwand. Dabei haben sie eine beständige Angst vor dem Versagen, denn von ihrem Erfolg hängt für sie sozusagen ihr Leben ab, da sie keine anderen Quellen des Selbstwertes und der Zufriedenheit haben. Dieser Dauerstress birgt insbesondere die Gefahr eines Burnouts bzw. einer Depression. Darüber hinaus nehmen nicht wenige von ihnen Suchtmittel, wie insbesondere Kokain zum Aufputschen (um mehr Leistung zu bringen) und/oder Alkohol zur Selbstberuhigung. Nicht wenige narzisstische Menschen kommen mit diesen Erkrankungen in die therapeutische Praxis bzw. in die Klinik. Selbstredend vernachlässigen narzisstische Menschen wegen dieses Strebens nach Erfolg auch ihre privaten Beziehungen (siehe oben).

Die überhöhte Anspruchshaltung und das Streben nach Erfolg werden zu einem noch größeren Problem, wenn narzisstische Menschen ihre Ziele auch bei größter Anstrengung nicht erreichen können und somit deutlich hinter ihren Ansprüchen zurückbleiben, sei es, weil sie nicht hinreichend begabt sind, weil sie nicht zu einer harten Arbeit an ihren Zielen bereit sind oder weil sie aufgrund ihrer narzisstischen Verhaltensweisen mit den Vorgesetzten und Kolleginnen und Kollegen nicht zurechtkommen. Deshalb arbeiten narzisstische Menschen oftmals entweder in Positionen, welche sie eigentlich als unter ihrer Würde ansehen, oder sie sind schon längere Zeit arbeitslos, da sie gekündigt wurden bzw. gescheitert sind. Schein und Sein liegen bei ihnen dann so weit auseinander, dass es auch für andere sichtbar ist. Aus Scham brechen sie ihre noch bestehenden Kontakte ab und machen für ihre Niederlage andere Menschen verantwortlich (z. B. einen „neidischen“ Chef, der sie angeblich aus der Firma gemobbt hat).

Es gibt aber auch junge narzisstische Menschen, die ihre Durchschnittlichkeit und die Aussichtslosigkeit auf eine Spitzenleistung schon während ihrer Ausbildung bzw. ihres Studiums realisieren und die Ausbildung bzw. das Studium deswegen abbrechen bzw. ihre Bemühungen frühzeitig einstellen.

Fallbeispiel

Als der Patient zur Therapie kam, war er bereits seit sieben Jahren arbeitslos. Er hatte Jura studiert, wurde aber dann aufgrund seiner mittelmäßigen Examensnote nicht bei der amerikanischen Großkanzlei angestellt, welche er sich als Sprungbrett für seine Karriere ausgesucht hatte. Frustriert bewarb er sich bei anderen Anwaltskanzleien. Doch in der Kanzlei, in der er schließlich landete, fühlte er sich nach einem halben Jahr „auf dem Abstellgleis“, weil er keine „wirklich großen Fälle“ bekam. Da aber seine Bewerbungen bei den Großkanzleien weiterhin erfolglos blieben, verbrachte er noch drei Jahre in der Anwaltskanzlei. Nach mehreren Streitigkeiten mit seinen Vorgesetzten kündigte er dann impulsiv, als er für ein fehlerhaftes Schriftstück kritisiert wurde, welches er zu verantworten hatte. Mittlerweile war er 30 Jahre alt und sah im Vergleich mit gleichaltrigen Kolleginnen und Kollegen, die auf der Karriereleiter schon deutlich weiter waren, seine Felle davonschwimmen. Nach einigen weiteren erfolglosen Bewerbungen stellte er seine Bemühungen um eine Neuanstellung ein und zog sich aus dem sozialen Leben weitgehend zurück. Gefragt nach den Gründen für seinen Rückzug gibt er an, dass er „bei dem kapitalistischen Wahnsinn der heutigen Gesellschaft“ nicht mehr mitmache und sich eigentlich nur noch „hoffnungslos geltungssüchtige und karrieregeile Idioten“ dem Arbeitsmarkt zur Verfügung stellen würden.

1.3 Ursachen des Narzissmus

Warum verhalten sich Menschen mit einem krankhaften Narzissmus arrogant, egozentrisch, abwertend, ansprüchlich usw., obwohl dieses Verhalten zu Ablehnung, Kündigung im Beruf, massiven Konflikten mit der Umwelt, Beziehungskrisen und Trennungen, Einsamkeit und/oder anhaltender Arbeitslosigkeit führt? Die Antwort hierauf ist in dem sogenannten vulnerablen (d.h. verletzten) Selbst zu finden, welches sich hinter dem grandiosen (d.h. großartigen) Selbst verbirgt. Die Betroffenen fühlen sich in ihrem Inneren schwach, minderwertig, ängstlich, einsam und hilflos. Insbesondere den Schamgefühlen entsprechen Gedanken wie *„Ich bin nicht gut genug“*, *„Ich bin nicht liebenswert“* oder *„Ich werde von den anderen nicht akzeptiert“*. Zusammen ergeben diese negativen Gefühle und Selbstabwertungen ein grundsätzlich niedriges Selbstwertgefühl, was für die Betroffenen kaum erträglich ist. Im Gegensatz zu gesunden Menschen müssen sie deshalb beständig ihr Selbstwertgefühl durch die Bewunderung anderer Menschen stärken, weil bildlich gesprochen ihr Selbstwertfass ein Loch im Boden hat. Diese Spannung zwischen dem grandiosen und dem vulnerablen Selbst wird als *narzisstische Selbstwertproblematik* bezeichnet.

Doch woher kommen diese grundsätzlichen Selbstzweifel und das vernichtende Gefühl insbesondere von Scham? Scham ist das quälende negative Gefühl, das entsteht, wenn unser Bedürfnis nach Zugehörigkeit frustriert wird und wir den Eindruck haben, dass wir aus der Gemeinschaft ausgeschlossen bzw. ausgestoßen sind. So können Schamgefühle entstehen, wenn uns in der Firma vor versammelter Mannschaft eine Lüge nachgewiesen wird oder wir bei einem Ladendiebstahl erwischt werden. Diese situativ ausgelösten Schamgefühle sind zeitlich begrenzt und bilden sich nach einer gewissen Zeit zurück. Es gibt aber auch Schamgefühle, die durch prägende Erlebnisse in der Vergangenheit entstanden sind und gewissermaßen wie eine Gefühlskonserve auch in der Gegenwart sehr leicht zu aktivieren sind. Zu solchen prägenden Erlebnissen gehören unter anderem massive und sich wiederholende Beschämungen und Abwertungen durch wichtige Bezugspersonen (insbesondere durch Eltern), Vernachlässigung, gravierende Mobbing-Erfahrungen und das Aufwachsen in sozialer Isolation bzw. in einer sogenannten Randgruppe der Gesellschaft. Bei Patientinnen und Patienten mit einem schweren Narzissmus bzw. einer NPS findet man immer wieder die geschilderten belastenden Erfahrungen mit Eltern oder anderen nahen Bezugspersonen. Solche Erfahrungen schlagen sich in der Persönlichkeit eines Menschen nieder und deren Auswirkungen können ein Leben lang für die Betroffenen spürbar sein. Bei narzisstisch gestörten Menschen ist dies ihr vulnerables Selbst. Das vulnerable Selbst narzisstischer Menschen ist so stark ausgeprägt, ihre Schamgefühle, Selbstunsicherheit und Selbstzweifel so intensiv und quälend, dass es ihnen unerträglich wäre, wenn andere Menschen dies mitbekommen würden. Dieses niedrige Selbstwertgefühl, dieses Loch im Boden des Selbstwertfasses versucht das grandiose Selbst auszugleichen, indem es durch die Aufmerksamkeit und Bewunderung anderer Menschen für einen ständigen Zufluss an selbstwertdienlichen Erfahrungen sorgt. Solange das grandiose Selbst gut funktioniert, ist die narzisstische Person stabil, denn sie kommt nicht in Kontakt mit ihrem vulnerablen Selbst. Kommt es jedoch zu einem Misserfolg, einer Trennung, einer Kritik oder Ähnlichem, droht die narzisstische Fassade zu zerbrechen und der vulnerable Selbstwertkern kommt dahinter hervor. Auf einmal spüren die narzisstischen Menschen ihre bislang unterdrückten negativen Gefühle insbesondere von Scham, die extrem quälend sind und mit denen sie massiv überfordert sind. Dann geraten sie wesentlich schneller in eine Selbstwertkrise als Menschen, die kein vulnerables Selbst haben. Bildlich gesprochen ist das Eis, auf dem narzisstische Menschen täglich gehen, sehr dünn und ihre narzisstische Fassade somit sehr zerbrechlich. Man spricht daher auch von einem instabilen Selbstwertgefühl.

Merke

Narzisstisch gestörte Menschen haben ein vulnerables und ein grandioses Selbst. Das selbstwertstarke grandiose Selbst dient dazu, das selbstwertschwache vulnerable Selbst auszugleichen. Gelingt dies dem grandiosen Selbst einmal nicht, dann tritt das vulnerable Selbst mit Scham, Unsicherheit und Hilflosigkeit in den Vordergrund, was zu einem psychischen Einbruch bis hin zu einer narzisstischen Krise mit Selbstmordgedanken führen kann.

Narzisstische Persönlichkeitseigenschaften können aber offenbar auch durch genau den gegenteiligen Einfluss von wichtigen Bezugspersonen entstehen. Hierbei handelt es sich um Eltern, die eine überzogene Vorstellung von der Bedeutung und Vorrangigkeit der eigenen Familie haben (z. B. „Wir sind eine besondere Familie, die anderen sind weniger wert"), und die ihr Kind über alle Maßen verwöhnen und bewundern (z. B. „Unser Kind ist besonders, einzigartig und besser als alle anderen Kinder"). Natürlich bewundern die meisten Eltern gerade in jungen Lebensjahren ihr Kind und loben vieles, was das Kind tut und macht. Das ist normal und förderlich für den Selbstwert des Kindes. Doch wenn man ein Kind „über den grünen Klee" lobt, es in jeder Hinsicht als besonders und einzigartig darstellt (das Kind also nie „normal" ist bzw. sein darf) und es im Vergleich mit anderen Kindern immer als anders, besonders und vor allem besser bewertet (auch wenn es keine besonderen Anstrengungen unternimmt bzw. Erfolge aufzuweisen hat), dann wächst es in einer unrealistischen Selbstwertblase auf. Diese Selbstwertblase kann dazu führen, dass das Kind sich grundsätzlich als besonders und besser als die anderen erlebt und infolge eine unrealistisch hohe Anspruchshaltung entwickelt und stets eine besondere Behandlung erwartet. Diese Kinder entwickeln also grandiose Eigenschaften, ohne dass sie jedoch ein vulnerables Selbst hätten (denn sie sind ja nicht vernachlässigt, abgewertet und beschämt worden). Das Fehlen eines vulnerablen Selbst gibt ihnen eine Stabilität, sodass sie bei negativen Lebensereignissen nicht so leicht einbrechen wie Menschen mit einer NPS. Somit trifft dieses Modell eher auf die Entwicklung von ausgeprägten grandiosen narzisstischen Eigenschaften von gesunden Personen zu. Wie gesagt, handelt es sich hierbei bislang um ein Modell bzw. eine Hypothese und die wenigen Studien hierzu zeigen einen allenfalls schwachen Einfluss auf die Entwicklung narzisstischer Persönlichkeitseigenschaften.

Merke

Die krankhafte Form des Narzissmus wird durch kalte, verständnislose, abwertende und/oder vernachlässigende Eltern befördert, die ihrem Kind keine bedingungslose Liebe und Wertschätzung entgegenbringen, sondern es stattdessen vernachlässigen oder gar abwerten und beschämen. Die gesunde Form des Narzissmus hingegen wird durch Eltern begünstigt, die ihr Kind wie kleine Prinzessinnen bzw. Prinzen behandeln.

Ein besonderer Fall ist es, wenn Eltern oder Elternteile, die selbst narzisstisch sind, ihr Kind für ihren Narzissmus benutzen, ja, sogar missbrauchen. Dies geschieht in der Form, dass sie an ihr Kind die Erwartung stellen, besonders, einzigartig und den anderen Kindern überlegen zu sein. Damit üben sie einen großen und in der Regel unrealistischen Leistungsdruck auf ihr Kind aus. Sie kennen solche Fälle vielleicht von berühmten Menschen, häufig Sportlerinnen und Sportler, welche in ihrer Kindheit zu Höchstleistungen angetrieben wurden. Was wir allerdings nicht sehen, ist die Überzahl derjenigen, die an diesem Druck der Eltern zerbrechen. Durch einen narzisstischen Missbrauch können die betroffenen Kinder im Erwachsenenleben auch eine narzisstische Störung entwickeln, allerdings scheinen sie eher unter Depressionen und anderen psychischen Erkrankungen zu leiden.

Zuletzt sei noch erwähnt, dass es aus Zwillingsstudien deutliche Hinweise auf eine genetische Beteiligung bei der Entstehung des krankhaften Narzissmus gibt. Was genau aber vererbt wird, was dann die Entwicklung eines Narzissmus begünstigt, ist bislang nicht bekannt. Dieser biologische Einfluss klingt ungewohnt und irritierend, da man bei psychischen Erkrankungen natürlich immer zuerst an Kindheitseinflüsse bzw. frühe Bindungserfahrungen denkt. Diese mögen auch, wie soeben geschildert, eine Rolle spielen, doch offenbar bedarf es einer Kombination von negativen Erfahrungen mit einer genetischen Anlage, um eine narzisstische Störung zu entwickeln.

2 Behandlungsmöglichkeiten

Wenn Sie bei sich eine narzisstische Problematik oder gar Störung vermuten, dann lautet die gute Nachricht, dass Sie sich zum Positiven verändern können, aber nur, wenn Sie das wirklich wollen und zu einer intensiven Arbeit an sich bereit sind. Häufig können sich narzisstische Menschen nur mit therapeutischer Hilfe an die Bearbeitung ihrer Problematik machen, wenn nämlich ihre narzisstische Problematik sehr ausgeprägt ist und sie ihren narzisstischen Erlebnis- und Verhaltensweisen trotz Einsicht in deren Problematik hilflos gegenüberstehen (Zitat eines Patienten: „Ich weiß, dass ich nicht richtig ticke, aber ich kann nichts dagegen machen!"). Worum es in einer Psychotherapie geht, das werde ich Ihnen im Kapitel 2.2 erläutern.

Zunächst möchte ich Ihnen aber eine Reihe von Selbsthilfestrategien vorstellen, die Sie ausprobieren können, wenn Ihr Narzissmus nicht zu ausgeprägt ist, Sie sich in einer stabilen Lebenssituation befinden (Privat- und Berufsleben), und Sie einsichtig und veränderungsmotiviert sind.

2.1 Selbsthilfe

Bei den folgenden Strategien zur Selbsthilfe geht es vorwiegend darum, dass Sie Ihre Fähigkeiten zur Beziehungsgestaltung verbessern, um private und berufliche Beziehungen besser und stabiler gestalten zu können. Sie lernen dabei insbesondere, den anderen Menschen das zu geben, was Sie selbst von ihnen haben wollen: Aufmerksamkeit, Interesse, Anerkennung. Hierzu kann für Sie die Vorstellung hilfreich sein, dass die Befriedigung ihrer narzisstischen Bedürfnisse (Anerkennung, Bewunderung) zu einem guten Teil nur eine Ersatzbefriedigung für ihre bislang vernachlässigten Bedürfnisse nach stabilen Beziehungen, Zugehörigkeit und Lebenszufriedenheit ist. Vielleicht ist es deswegen für Sie an der Zeit, sich um diese Bedürfnisse zu kümmern und sich nicht mehr mit dem Ersatz für diese zufrieden zu geben.

Die einzelnen Bereiche der Veränderung, die ich Ihnen im Folgenden näher erläutern werde, sind

- die Korrektur Ihrer Fehlannahmen über sich selbst und die anderen Menschen,
- die Verbesserung Ihrer Empathie,
- die Verbesserung Ihrer Verhaltensweisen in sozialen Kontakten und
- die Entwicklung befriedigender Interessen.

Doch bevor wir zu diesen einzelnen Punkten kommen, sollten Sie sich zunächst der negativen Konsequenzen Ihres Narzissmus bewusstwerden. Man kann hier auch von den Kosten des Narzissmus sprechen. Welchen Preis müssen Sie für Ihr grandioses Ich bezahlen? In Kapitel 1.2.5 hatten wir ja bereits die teilweise desaströsen Auswirkungen von narzisstischen Verhaltensweisen auf private und berufliche Beziehungen thematisiert. Machen Sie sich bewusst, wie sehr nicht nur die anderen Menschen, sondern auch Sie selbst unter den Folgen Ihres Narzissmus leiden. Für eine erfolgreiche Arbeit an Ihren narzisstischen Persönlichkeitsanteilen sollten Sie für sich konkrete positive Ziele entwickeln.

Merke

Wenn Ihr Narzissmus nicht allzu ausgeprägt ist und Sie sich wirklich verändern wollen, dann können Sie von Selbsthilfestrategien profitieren.

2.1.1 Korrektur Ihrer Fehlannahmen über sich selbst und die anderen Menschen

Unsere Annahmen bzw. Bewertungen über uns selbst und unsere Umwelt haben einen großen Einfluss auf unser Leben. Narzisstische Menschen haben Annahmen über sich selbst und über andere Menschen, die ein einvernehmliches Zusammenleben mit ihrer Umwelt auf Dauer extrem schwer machen. Nehmen wir die Annahme *„Ich bin besser als die anderen Menschen“*, dann ist diese Annahme in all ihrer Grundsätzlichkeit zum einen sicherlich falsch und zum anderen nicht hilfreich, wenn man mit anderen Menschen eine befriedigende Beziehung führen will. Aber auch die häufige Annahme *„Andere Menschen werden sich bestimmt über mich lustig machen, wenn ich einen Fehler mache“* ist fast immer falsch und deswegen auch nicht hilfreich, da es Ihr Misstrauen und Ihren Drang nach Überlegenheit fördert.

Wenn es Ihr Ziel ist, Beziehungen besser und stabiler gestalten zu können, dann müssen Sie sich über Ihre grandiosen Selbstannahmen und die eher abwertenden Annahmen über andere Menschen bewusstwerden, um diese dann zu überdenken und zu korrigieren. Dabei kann es sehr hilfreich sein, wenn Sie diese Punkte mit jemandem diskutieren, dem Sie vertrauen.

Im Folgenden sind eine Reihe typisch grandioser Selbstannahmen und Beispiele für deren Korrektur aufgeführt:

- *„Ich bin ein außergewöhnlicher Mensch!"*
  Korrektur: Was macht mich wirklich so außergewöhnlich? Ist das eher Wunsch oder Realität? Haben anderen Menschen nicht auch Eigenschaften und Fähigkeiten, die außergewöhnlich sind? usw.
- *„Andere Menschen müssen zu mir aufschauen und mich bewundern!"*
  Korrektur: Bin ich wirklich bewundernswert? Was habe ich letzten Endes von der Bewunderung? Macht mich die Bewunderung wirklich zufrieden? Was ist mir wichtiger: Bewunderung oder wirklich enge und stabile Freundschaft bzw. Beziehungen? usw.
- *„Entweder man ist ein Gewinner oder ein Verlierer!"*
  Korrektur: Ist das Leben wirklich so schwarz-weiß? Was heißt es eigentlich ganz genau, ein Verlierer zu sein? Was ist an dem Leben vieler anderer Menschen interessant und wertvoll, auch wenn diese nicht unglaublich erfolgreich und berühmt sind? usw.
- *„Man darf keine Schwäche zeigen!"*
  Korrektur: Was könnte wirklich Schlimmes passieren, wenn ich auch mal Schwäche zeige? Kann es sein, dass Schwächen menschlich sind und diese uns gegenseitig sympathisch machen? Ist es nicht eher eine Stärke, seine Schwächen zu ertragen, als diese zu verstecken und zu verleugnen? usw.

Merke

Wenn Sie den Blick nach innen richten und sich Ihre Gedanken bzw. Einstellungen genau anschauen, dann werden Sie schnell merken, was Sie verändern müssen, wenn Sie Ihr Zusammensein mit anderen Menschen verbessern wollen.

Den gleichen Ansatz der Überprüfung der Richtigkeit und Sinnhaftigkeit der eigenen Gedanken ist auch in Bezug auf Ihre Annahmen über die Gedanken und Motive anderer Menschen anzuwenden. Hier einige Beispiele für solche Fehlannahmen:

- *„Andere Menschen werden über mich lachen, wenn ich einen Fehler mache!"*
  Korrektur: Woher weiß ich das eigentlich? Kann es nicht sein, dass ich hierfür auch Verständnis und Zuspruch bekäme? Vielleicht bin ich in den Augen anderer sogar liebenswerter, wenn ich mal eine Schwäche zeige? usw.
- *„Jeder denkt doch nur an den eigenen Vorteil!"*
  Korrektur: Stimmt das eigentlich? Sind wir Menschen nicht in vielerlei Hinsicht Gemeinschaftswesen, die vieles tun, damit es auch den Menschen in ihrer Umgebung gut geht? Wie sähe die Welt aus, wenn jeder wirklich nur an den eigenen Vorteil dächte? usw.
- *„Ich kann anderen Menschen nicht vertrauen!"*
  Korrektur: Was genau befürchte ich, was mir passieren würde, wenn ich anderen Menschen mehr Vertrauen entgegenbrächte? Sind meine Befürchtungen realistisch? Habe ich sie hinreichend überprüft? usw.
- *„Die meisten Menschen sind uninteressant und mir unterlegen!"*
  Korrektur: Kann es sein, dass diese Annahme ziemlich überheblich und auch nichtzutreffend ist? Will ich wirklich keine Freunde haben und mit anderen Menschen nur konkurrieren? usw.

Merke

Sie können sehr effektiv an Ihren zu positiven Gedanken über sich selbst und Ihren zu negativen Gedanken über andere Menschen arbeiten.

2.1.2 Verbesserung Ihrer Empathie

Empathie ist die Fähigkeit und die Bereitschaft zum Einfühlen und Eindenken in die innere Welt anderer Menschen. Durch diesen Einblick in die innere Welt eines anderen Menschen können wir seine Bedürfnisse besser verstehen und folglich auch auf diese eingehen. Diese Fähigkeit können Sie mit Geduld eigenständig trainieren. Sie können nämlich versuchen, sich die Innenwelt Ihres Gegenübers durch genaue Beobachtung, durch das Eindenken in dessen mögliche Bedürfnisse und Motive und durch konkrete Fragen zu erschließen. Man nennt dies auch *Perspektivwechsel*. Hierbei versuchen Sie, von Ihrer Person, Ihrer Sichtweise und Ihren Bedürfnissen soweit es geht Abstand zu nehmen und sich stattdessen in die innere Welt des anderen Menschen zu versetzen. Wenn Sie sich also früher beispielsweise gefragt haben, wie es Ihnen gerade geht, wie Sie sich besser in Szene setzen könnten, was für eine Story Sie jetzt erzählen könnten, fragen Sie sich jetzt:

- „Wie erlebt der andere Mensch gerade diese Situation? Was denkt und fühlt er gerade?"
- „Wie würde ich mich fühlen, wenn ich jetzt an seiner Stelle wäre?"
- „Welches Bedürfnis hätte ich, wenn ich mich so fühlen würde?"
- „Was für Wünsche bzw. Ziele könnte der andere jetzt gerade haben?"

Einen Perspektivwechsel zu erlernen, ist keine Sache von wenigen Tagen. Wie bei allen neuen Verhaltensweisen (z. B. Ernährungsumstellung, Erlernen neuer Arbeitsabläufe, Ausdauertraining) müssen Sie hieran längere Zeit arbeiten, das heißt, Sie müssen den Perspektivwechsel trainieren. Schließlich haben Sie bislang immer zuerst an sich gedacht, sich auf Ihre Bedürfnisse konzentriert und sich gefragt, was für Sie jetzt das Beste wäre. Genau das Gegenteil hiervon zu tun, ist deswegen eine nicht zu unterschätzende Herausforderung. Sollten Sie Schwierigkeiten beim Erlernen des Perspektivwechsels haben, dann können Sie der anderen Person die entsprechenden Fragen auch direkt stellen:

- „Wie geht es dir gerade?"
- „Was denkst und fühlst du gerade?"
- „Wie erlebst du diese Situation?"
- „Was brauchst du von mir?"
- „Was täte dir gerade gut?"

2.1.3 Verbesserung Ihres Verhaltens in sozialen Situationen

Arrogantes, egoistisches, angeberisches, herablassendes oder abwertendes Verhalten ist für eine positive und stabile Beziehung zu anderen Menschen nicht hilfreich. Schauen wir uns typische Beispiele für narzisstische Kommunikationsstile an:

- Sie bringen den anderen Menschen kein spürbares Interesse entgegen.
- In Gesprächen hören Sie selten zu, sondern reden die meiste Zeit von sich selbst.
- Sie fragen nie nach.
- Sie fallen den anderen ins Wort.
- Sie beachten und würdigen die Leistungen anderer Menschen kaum.
- Sie müssen immer zeigen, dass Sie etwas besser wissen oder besser können.
- Sie lassen die Meinungen oder Wünsche der anderen nicht gelten, sondern setzen sich immer durch.
- Sie werden schnell laut, wenn man Ihnen widerspricht.

Manchmal haben wir aber einen blinden Flecken für unser Verhalten und dessen Wirkung auf andere. Deshalb kann es hilfreich sein, wenn Sie zu Ihrem Kommunikationsstil zum Beispiel Ihre Partnerin, einen vertrauten Angehörigen oder einen sehr guten Freund befragen. Hierzu bieten sich beispielsweise die folgenden Fragen an:
- „Was fällt dir an meiner Art des Umgangs mit dir auf?"
- „Was mache ich, was für dich frustrierend oder ärgerlich ist?"
- „Was mache ich nicht, was die meisten anderen Menschen im Umgang miteinander tun?"
- „In welchen Situationen fühlst du dich unwohl mit mir?"

Aufbauend auf Ihrer Selbsteinschätzung bzw. der Rückmeldung eines anderen Menschen können Sie die folgenden kommunikativen Kompetenzen trainieren.

Aktives Zuhören

Es gibt kaum etwas, das wir als so angenehm empfinden, wie die Augenblicke, wenn uns jemand wirklich zuhört. Hierzu müssen Sie nicht viel tun, im Gegenteil. Sie versuchen zunächst nur, den Ausführungen der anderen Person zu folgen, ab und an mit dem Kopf zu nicken und „Aha", „Ich verstehe" oder einfach „Okay" zu sagen. Diese Art des *passiven Zuhörens* allein ist schon sehr hilfreich, denn es bremst Ihren Drang, von sich selbst zu erzählen bzw. den Fokus auf sich zu lenken. Noch besser aber wäre es, wenn Sie darüber hinaus das sogenannte *aktive Zuhören* trainieren würden. Das aktive Zuhören besteht darin, im Gespräch immer wieder interessiert nachzufragen, um Ihr

Gegenüber besser zu verstehen. Sie stellen also gezielte Fragen in Bezug auf das, was Sie gerade hören (Sie wechseln aber mit Ihrer Frage nicht das Thema, um möglicherweise damit das Gespräch auf Ihre Interessen oder Belange zu lenken). Beispiele für ein aktives Zuhören sind die folgenden Fragen:

- „Wie ging es dir, als du das Gespräch mit deinem Chef hattest?"
- „Das hat dich gefreut, oder?"
- „Was meinst du damit, dass du dich komisch gefühlt hast? Kannst du das erklären?"
- „Was hat dich an der Situation so frustriert?"
- „Warum interessiert dich das Thema?"
- „Erzähl noch mal genauer, was du da erlebt hast!"

Das aktive Zuhören ist sehr gut zu trainieren. So können Sie sich zum Beispiel für die nächsten Gespräche vornehmen, Ihrem Gegenüber immer erst fünf Fragen zu stellen, bevor Sie etwas von sich erzählen.

Loben

Jeder Mensch braucht Lob und Wertschätzung, jeder möchte sich als wichtig und interessant erleben können, jeder Mensch möchte auf seine Art etwas Besonderes sein. Lob und Wertschätzung für eine andere Person können Sie durch viele verschiedene Äußerungen zeigen, wie zum Beispiel:

- „Das hast du wirklich gut hinbekommen!"
- „Das hätte ich nicht geschafft!"
- „Finde ich klasse, wie du das machst!"
- „Du hast echt ein Talent für solche Dinge!"
- „Respekt!"
- „Ohne deine Hilfe hätte ich das nicht geschafft!"

Sie werden nach einer gewissen Zeit des Bemühens merken, dass es immer etwas Positives an einem anderen Menschen gibt, das Sie herausstellen können. Und Sie werden mit Sicherheit die Erfahrung machen, dass Ihr Lob und Ihre Wertschätzung von anderen erwidert wird.

Von eigenen Problemen berichten

Durch die Darstellung Ihrer Stärken, Erfolge und Vorteile werden Sie zu anderen Menschen kaum Nähe und Vertrauen herstellen können. Wer will einem so perfekten Menschen gegenüber schon die eigenen Probleme und Schwächen offenbaren? Und ein scheinbar perfekter Mensch reizt natürlich zum Widerspruch bzw. zur Kritik. Wenn Sie also eine größere Nähe zu Ihrer Partnerin bzw. Ihrem Partner oder anderen Menschen wünschen, vielleicht sogar den Wunsch nach mehr Geborgenheit haben, dann kommen Sie nicht umhin, ab und an auch mal über Ihre eigenen nicht so perfekten Seiten zu sprechen. Hierbei geht es wohlgemerkt nicht darum, tiefe Selbstzweifel zu offenbaren oder sich selbst abzuwerten und schlecht zu machen. Vielmehr geht es um das Eingeständnis normaler menschlicher Schwächen und Probleme, so wie dies auch andere Menschen im Alltag tun. Auch hierzu möchte ich Ihnen einige Alltagsbeispiele geben:

- „Mit meinem Klavierspiel ist es nicht mehr weit her. Ich kann mich nicht zum Üben aufraffen und klimpere nur noch vor mich hin."
- „Du joggst wirklich drei Mal in der Woche? Toll, ich habe mir das immer vorgenommen, aber ich habe das nie hinbekommen. Wie machst du das bei deiner ganzen Arbeit?"
- „Kannst du mir mal bei dem Computerprogramm helfen? Ich kapiere einfach nicht, wie das funktioniert!"
- „Ich beneide Menschen, die ein gutes Gedächtnis haben. Ich muss mir viele Sachen aufschreiben, damit ich sie nicht vergesse!"

Wahrscheinlich fällt es Ihnen nicht leicht, über Ihre Schwächen und Probleme zu sprechen. Aber wenn Ihre Stärke alleinig darauf beruht, perfekt, überlegen und einmalig zu sein, dann ist Ihre Stärke ein sehr wackeliges Gerüst. Stärke im Sinne von Selbstbewusstsein und einem gesunden Selbstwertgefühl besteht nämlich auch darin, seine Schwächen zu akzeptieren und mit diesen zu leben.

Sich entschuldigen

Wir alle machen Fehler und wir alle verhalten uns manchmal auch ohne bösen Willen gegenüber anderen Menschen so, dass diese sich zu Recht unverstanden oder verletzt fühlen. Dies können wir nicht ändern, so sehr wir es auch anstreben, denn kein Mensch ist perfekt. Was wir aber ändern können, ist unser Umgang mit der Situation, wenn wir einen anderen Menschen verletzt haben. Anstatt darüber hinwegzugehen, können wir nämlich das tun, was uns allen schwerfällt: Uns entschuldigen.

Eine Entschuldigung ist immer dann angebracht, wenn Sie jemanden fahrlässig enttäuscht oder verletzt haben. So zum Beispiel, wenn Sie sich zu kritisch oder gar abwertend verhalten haben. Oder wenn Sie erst gegen 21:00 Uhr nach Hause kommen und überrascht feststellen müssen, dass Sie Ihrer Partnerin versprochen hatten, an dem Abend einzukaufen und für das Abendessen zu sorgen. Insbesondere in der Partnerschaft gibt es aber auch viele Situationen, in denen einer von beiden sich missverstanden, übergangen oder abgewertet fühlt, ohne dass man von einem schuldhaften Verhalten des anderen sprechen kann. Auch in diesen Fällen wird man viel zur Verbesserung der Beziehung beitragen, wenn man trotz fehlender Schuld ein Signal des Bedauerns gibt. Hier einige Beispiele, was Sie in solchen Situationen sagen können:

- „Es tut mir leid, ich wollte dich nicht verletzen."
- „Wenn das so bei dir angekommen ist, dann tut es mir leid."
- „Das war wirklich nicht so gemeint, tut mir leid."
- „Ich kann nachvollziehen, dass dich das gestört hat."

Jemand anderem etwas Gutes tun

Eine sehr effektive Übung besteht darin, jemand anderem bewusst und gezielt etwas Gutes zu tun. Diese Übung läuft Ihrer narzisstischen Tendenz entgegen, immer an Ihren eigenen Vorteil zu denken. Für nicht wenige narzisstische Menschen ist es bereits eine Herausforderung, sich darüber klar zu werden, womit sie zum Beispiel ihrer Partnerin oder ihrem Partner etwas Gutes tun könnten. Zu wenig haben sie sich in der Vergangenheit mit den Bedürfnissen anderer Menschen beschäftigt, um hier auf Anhieb eine Idee zu entwickeln. Ist das bei Ihnen der Fall, dann bietet sich neben einem intensiven Nachdenken an, Ihre Partnerin bzw. Ihren Partner schlicht und einfach zu fragen:

- „Was würde dir jetzt Spaß bringen?"
- „Gibt es einen Wunsch, den du schon lange hast?"
- „Womit könnte ich dir mal etwas Gutes tun?"

Zur Gemeinschaft beitragen

Wahrscheinlich betrachten Sie bislang das Zusammensein mit anderen Menschen, ob nun beruflich oder privat, als einen Ort, an dem es etwas für Sie zu holen gibt, wie zum Beispiel Aufmerksamkeit oder Bewunderung. Wenn dem so ist, dann werden Sie kaum darüber nachdenken, was Sie den anderen geben könnten oder was Sie zum Gelingen der Gemeinschaft beitragen können. Das könnte für Sie aber durchaus lohnend sein, wenn Sie Teil der Gemeinschaft sein wollen, denn diese lebt ja von dem Beitrag der einzelnen Mitglieder. Hierfür kann es beispielsweise hilfreich sein, sich folgende Fragen zu stellen:

- „Wie könnte ich meine Kollegin bei ihrem Projekt unterstützen?"
- „Was könnte ich zum Gelingen des (Familien-)Ausflugs beitragen?"
- „Welche Aufgaben könnte ich im Haushalt übernehmen?"

2.1.4 Entwicklung befriedigender Interessen

In Kapitel 1.2.4 haben wir bereits darüber gesprochen, dass viele narzisstische Menschen an dem Gefühl der inneren Leere, der Langenweile und der Sinnlosigkeit leiden. Vielleicht interessieren auch Sie sich nur für Dinge und Themen, mit denen Sie bei anderen Menschen für Beachtung und Bewunderung sorgen können? Und vielleicht fragen Sie sich viel häufiger: *„Womit kann ich die anderen beeindrucken?"*, als dass Sie sich die viel wichtigere Frage stellen: *„Was würde mir wirklich gefallen, was interessiert mich wirklich?"* Das klingt wie ein Paradox, sind narzisstische Menschen doch dafür bekannt, dass sie sich nur mit sich selbst beschäftigen und kaum Interesse an anderen haben. Das mag äußerlich so erscheinen, doch letztlich sind sie Sklaven der Aufmerksamkeit anderer Menschen, denn nur diese können ihnen das geben, was sie so dringend für ihr Selbstwertgefühl brauchen: Aufmerksamkeit, Anerkennung, Bewunderung. Deshalb steht hier die Frage im Mittelpunkt, welche Tätigkeit oder welches Erleben sie wirklich zufrieden macht, ohne dass sie damit nach Überlegenheit und Bewunderung streben. Was könnten Sie tun bzw. erleben, was ganz allein für Sie eine positive Bedeutung hat, auch wenn kein anderer Mensch davon erfahren würde? Vielleicht haben Sie Glück und Ihnen fällt sofort etwas ein, wie zum Beispiel:

- „Ich habe schon immer gerne Sport gemacht."
- „Eigentlich reise ich gerne."

- „Ich interessiere mich für Geschichte."
- „Bei Gartenarbeiten werde ich immer ganz ruhig."
- „Fotografieren bringt mir Spaß."

Was auch immer Sie für sich ausfindig machen, eine Sache sollte hierbei für Sie im Mittelpunkt stehen: Zufriedenheit. Zufriedenheit ist die unmittelbare Freude an dem, was Sie tun, ohne dass hierbei der Gedanke an ein damit zu erreichendes Ziel im Vordergrund steht. Zum Beispiel könnte Sie das Zusammensein mit Freunden, ein Konzertbesuch, Gartenarbeit, Kochen, die Lektüre eines Buches oder Sport zufrieden machen. Viele Menschen sagen, dass sie bei solchen Tätigkeiten die Zeit vergessen und in dem aufgehen, was sie gerade tun. Erfahrungsgemäß erleben wir die größte Zufriedenheit im Kontakt mit anderen Menschen, weshalb Sie vielleicht nach gemeinschaftlichen Aktivitäten Ausschau halten sollten (Mannschaftssport, Singen im Chor, Fotoclub o. Ä.). Dann sollten Sie jedoch darauf achten, dass Sie nicht wieder in einen Leistungsvergleich mit anderen verfallen und beispielsweise versuchen, der Beste im Sportteam zu sein. Auch bei anderen möglichen Interessen müssen Sie aufpassen, dass Sie diese nicht gleich wieder mit Ihren gewohnt hohen Ansprüchen oder Ihrem Drang nach Selbstdarstellung kaputt machen. Solche destruktiven Gedanken könnten lauten:

- „Wenn ich fotografiere, dann muss die Qualität der Aufnahmen schon auf Profiniveau liegen!"
- „Wenn keiner zuschaut, dann hat das doch keinen Sinn!"
- „Ich bin doch darin mittelmäßig, was soll das dann?"
- „So gut wie Thomas werde ich nie Gitarre spielen *können!*"
- „Für einen Marathon unter drei Stunden bin ich zu alt."

Diese destruktiven Gedanken, die fast immer etwas mit einem sozialen Vergleich und Konkurrenz zu tun haben, sollten Sie erkennen und selbstkritisch infrage stellen. Es geht hier um Ihr persönliches Interesse, bei dem Leistung und Gesehenwerden nicht im Vordergrund stehen sollten. Es geht darum, dass Sie etwas tun, was Ihnen wirklich Freude bereitet und bei dem Sie Zufriedenheit empfinden können.

Merke

All die genannten Strategien zur Selbsthilfe können sehr wirksam sein, wenn Sie diese konsequent anwenden, doch das gilt nicht für jeden. Wenn einer der folgenden Punkte auf Sie zutrifft, sollten Sie sich besser gleich an eine Psychotherapeutin bzw. einen Psychotherapeuten wenden:

- Sie haben gravierende und extrem belastende psychische oder soziale Probleme haben, die Sie überfordern.
- Sie haben ausgeprägte depressive Beschwerden.
- Trotz Einsicht in Ihre narzisstische Problematik und die Sinnhaftigkeit der Selbsthilfestrategien schaffen Sie es nicht, an dieser etwas zu verändern.
- Sie haben Alkohol- oder Drogenprobleme (Abhängigkeit).
- Sie haben Gedanken an Selbstmord.

2.2 Psychotherapie

2.2.1 Ziele der Psychotherapie

Häufig werden narzisstische Patientinnen und Patienten im Fall einer Krise, einer Depression, eines Burnouts oder bei Alkohol- bzw. Drogenabhängigkeit hilfebedürftig. Gefährlich sind diese Krisen insbesondere, wenn sie mit Selbstmordgedanken oder gar Selbstmordversuchen einhergehen. Deswegen brauchen Sie in dieser Situation eine sofortige professionelle Krisenhilfe. Diese kann in ambulanten Gesprächen in einer psychiatrischen oder psychotherapeutischen Praxis bestehen oder in einer stationären Aufnahme in eine psychiatrische oder psychosomatische Klinik. In der Psychotherapie hilft die Therapeutin bzw. der Therapeut Ihnen, das auslösende Geschehen (z. B. partnerschaftliche Auseinandersetzungen, Trennung, berufliche Probleme) distanzierter und nüchterner zu betrachten und aktuelle Probleme zu lösen, sodass Sie Stück für Stück die Kontrolle über Ihr Leben zurückgewinnen. Tiefergreifende Veränderungen, beispielsweise die Arbeit an Ihrem vulnerablen Selbst, spielen dabei nicht unmittelbar eine Rolle, denn es geht zunächst um Ihre Stabilisierung.

Wenn eine Beziehungskrise als Auslöser vorliegt, kann es hilfreich sein, bereits im Verlauf der Krisenintervention mit therapeutischer Unterstützung ein

Paargespräch zu führen. Dies kann sowohl für Sie als auch für Ihre Partnerin bzw. Ihren Partner sehr entlastend sein und auf beiden Seiten zu mehr Verständnis für die Situation des jeweils anderen beitragen.

Ist die Krise ausgestanden, dann sollten Sie sich die ernsthafte Frage stellen, ob Sie wieder in Ihr altes Lebensmuster zurückkehren wollen oder ob es nicht an der Zeit wäre, gleich im Anschluss eine längerfristige Psychotherapie zu beginnen.

Ob mit oder ohne Krise, die Entscheidung für eine Psychotherapie ist alles andere als einfach für narzisstische Menschen. Wahrscheinlich empfinden Sie eine Psychotherapie als ein Eingeständnis Ihrer Schwäche und Ihrer Hilfebedürftigkeit oder Sie empfinden dies sogar als eine Niederlage. Und vielleicht haben Sie auch ein mulmiges Gefühl, wenn Sie daran denken, dass Sie in der Therapie über Ihre verletzliche Seite sprechen werden, über Gefühle von Angst, Hilflosigkeit und Scham, was für Sie ungewohnt und fremd ist.

Eine Psychotherapie kann für Sie also eine entscheidende Wende in Ihrem Leben bedeuten. Zu den häufigsten Gründen, die narzisstische Menschen in einer Psychotherapie benennen, gehören

- der Wunsch nach einer stabilen und befriedigenden Partnerschaft,
- das Bedürfnis, mit anderen Menschen, zum Beispiel im Bekannten- und Freundeskreis, mit Kolleginnen und Kollegen und/oder Verwandten, besser zurechtzukommen,
- der Wunsch, als Mensch akzeptiert, geschätzt und geliebt zu werden, ohne hierfür besonders, einzigartig oder überlegen sein zu müssen,
- das Bedürfnis, zufrieden sein zu können, ohne sich immer wieder im Beruf und Privatleben beweisen zu müssen,
- der Wunsch, einen Weg aus einer beruflichen Blockade zu finden oder Probleme am Arbeitsplatz zu lösen,
- das Bedürfnis, sich selbst besser verstehen und akzeptieren zu lernen.

Wenn Sie an einer Veränderung Ihrer Problematik bzw. der Erreichung Ihrer Ziele interessiert sind, dann müssen Sie an zwei wesentlichen Dingen arbeiten: (1) an Ihrer Beziehung zu anderen Menschen und (2) an Ihrer Beziehung zu sich selbst.

Merke

Eine Psychotherapie für narzisstische Patientinnen und Patienten zielt immer auf eine Verbesserung der Beziehungsgestaltung.

2.2.2 Die therapeutische Beziehung

Für eine erfolgversprechende Therapie ist von großer Bedeutung, dass die Therapeutin bzw. der Therapeut eine Person ist, mit der Sie auf einer Wellenlinie liegen, die Sie mögen und respektieren, bei der Sie sich sicher und gut aufgehoben fühlen. Anders als die Menschen in Ihrer Umgebung wird Ihnen Ihre Therapeutin bzw. Ihr Therapeut wegen Ihrer narzisstischen Verhaltensweisen keine Vorwürfe machen, sondern Ihnen mit viel Empathie begegnen und gemeinsam mit Ihnen nach den Gründen für Ihre narzisstische Seite und nach Möglichkeiten für deren Veränderung suchen. Dabei werden auch die gesunden und hilfreichen narzisstischen Anteile Ihrer Persönlichkeit gewürdigt und für Ihren Veränderungsprozess genutzt. Das Vertrauen in Ihre Therapeutin bzw. Ihren Therapeuten und die Empathie und Akzeptanz Ihrer Person wird Ihnen auch wesentlich dabei helfen, sich mit Ihrem vulnerablen Selbst und insbesondere Ihren Schamgefühlen auseinanderzusetzen, um diese zu verändern.

2.2.3 Die Arbeit am vulnerablen Selbst

Die Arbeit am vulnerablen (verletzlichen) Selbst hat in der Psychotherapie einen hohen Stellenwert. Erst wenn ein narzisstischer Mensch sein vulnerables Selbst erkundet, verstanden und Strategien zu dessen Veränderung erlernt hat, wird er nicht mehr sein grandioses Selbst brauchen, um sich zu schützen bzw. sein Selbstwertgefühl zu stärken.

Ein vulnerables Selbst ist ein unterdrückter Teil Ihrer Person, welcher aus negativen Gefühlen (insbesondere Schamgefühlen) und den entsprechenden Gedanken besteht (z. B. „Du bist nicht liebenswert“, „Du gehörst nicht dazu“ oder „Wenn du dich so zeigst, wie du bist, dann werden andere dich ablehnen“). In der Psychotherapie werden Sie zunächst daran arbeiten, sich Ihrem vulnerablen Selbst gegenüber zu öffnen und dessen Gefühle und Gedanken mit Ihrer Therapeutin bzw. Ihrem Therapeuten zu teilen. Das allein nimmt dem Ganzen schon einen beachtlichen Teil seiner Bedrohlichkeit. Im Verlauf geht es dann darum, die Ursachen für Ihr vulnerables Selbst anhand Ihrer Entwicklungsgeschichte zu verstehen. Vielleicht sind Sie als Kind von Ihren Eltern oder anderen nahen Bezugspersonen beschämt, abgewertet oder kritisiert worden, was entsprechende Spuren in Ihnen hinterlassen hat? Letztlich ist Ihr vulnerables Selbst die Folge von frustrierten Bedürfnissen (nach Liebe, Geborgenheit und Bindung), was es herauszuarbeiten gilt. In der Therapie werden Sie lernen, die Schamgefühle zu überwinden und sich Ihren frustrierten Bedürfnissen zuzuwenden. Wenn Sie Ihre frustrierten Bedürfnisse verstanden haben, dann wird ein wesentliches Thema sein, wie Sie diese in Zukunft in Ihrem Leben befriedigen können, das heißt, was Sie tun müssen, um zum Beispiel stabilere Beziehungen zu führen.

Doch zunächst geht es darum, Ihre Schamgefühle zu verändern, was eine große Herausforderung ist. Ein möglicher Ansatz zu deren Veränderung besteht in dem Erlernen von Strategien, wie Sie deren Ursprung und ihre Bedeutung nicht nur verstehen können (was bereits eine große Entlastung ist!), sondern wie Sie diese auch direkt beeinflussen können. Hierzu gehören zum Beispiel sogenannte Distanzierungstechniken (z. B. „Ich *habe* ein Gefühl, aber ich *bin nicht* mein Gefühl. Ich kann es wahrnehmen, aushalten und mir hilfreiche Gedanken hierzu machen") und Entspannungstechniken, mit deren Hilfe Sie die Intensität des Gefühls senken können. Die Fähigkeit, belastende Gefühle wahrzunehmen, sie in ihrer Intensität durch hilfreiche Gedanken zu schwächen und sie schließlich aushalten zu können, ohne mit narzisstischen Verhaltensweisen zu reagieren, ist zentral für die Bearbeitung Ihres vulnerablen Selbst. Ein weiterer Ansatz zur Veränderung Ihrer Schamgefühle ist die therapeutische Beziehung mit Ihrer Therapeutin bzw. Ihrem Therapeuten, in der Sie nämlich die wichtige Erfahrung machen können, dass jemand Sie zu jedem Zeitpunkt respektiert, schätzt und unterstützt. Diese Erfahrung ist mit großer Wahrscheinlichkeit Ihrer Befürchtung gegenläufig, dass Sie ausgelacht und abgewertet werden, wenn Sie Ihre schwache und verletzliche Seite zeigen.

Im Kapitel 2.1 zum Thema Selbsthilfe wurden bereits wesentliche Aspekte der Arbeit an Gedanken bzw. Bewertungen thematisiert, sodass dies an dieser Stelle nicht wiederholt werden soll. Hinzu kommt in der Psychotherapie die Arbeit an den sogenannten negativen Grundannahmen, die Sie über sich selbst und über andere haben. Diese negativen Grundannahmen stellen die gedankliche Seite Ihrer Gefühle dar. So können Schamgefühle auch mit der Grundannahme *„Ich bin nicht liebenswert“* oder *„Ich gehöre nicht dazu“* gedanklich beschrieben werden. Diese Grundannahmen gilt es herauszuarbeiten und dann ihre Gültigkeit zu hinterfragen und sie zu korrigieren.

Merke

In der Psychotherapie geht es wesentlich darum, Ihre schwache und verletzbare Seite stark zu machen und bislang vermiedene Bedürfnisse zu aktivieren.

2.2.4 Die Arbeit an Beziehungen und Empathie

Ihr grandioses Selbst führt insbesondere in Beziehungen mit anderen Menschen zu gravierenden Problemen, was sich für Sie sehr nachteilig auswirken kann. Im Kapitel 2.1 war bereits die Rede von einem Training der Kommunikation, das Ihnen helfen soll, Ihre Kontakte mit anderen Menschen zu verbessern. Ihre Therapeutin bzw. Ihr Therapeut wird mit Ihnen Ihre problematischen Beziehungssituationen genauer untersuchen, das heißt, Sie schauen sich sowohl Ihre Verhaltensweisen („Was habe ich gemacht? Was hat die andere Person gemacht?“) als auch die begleitenden inneren Vorgänge an („Was habe ich gefühlt und gedacht?“). Dabei können Sie mehrere Dinge lernen. Zum einen werden Sie Ihre Gedanken bzw. Bewertungen kritisch hinterfragen und an realistischeren und hilfreicheren Gedanken arbeiten. Zum anderen, und das ist ein kaum zu überschätzender Schritt in der Psychotherapie, werden Sie sich ausführlich mit der Technik des *Perspektivwechsels* beschäftigen. Sie werden immer wieder versuchen, sich in die andere Person hineinzuversetzen, um deren Gedanken, Gefühle und Bedürfnisse zu verstehen („Was hat die andere Person gefühlt und gedacht? Welches Bedürfnis hatte die Person in der Situation?“). Man bezeichnet dies auch als kognitive Empathie, was so viel bedeutet wie ein gedankliches Sich-Einfühlen in eine andere Person. Mithilfe des Perspektivwechsels machen Sie also einen wichtigen Schritt heraus aus Ihrer Ich-Bezogenheit und fangen an, sich mit der inneren Welt und den Bedürfnissen anderer Menschen zu beschäftigen, was Sie bislang vernachlässigt haben. Je besser Sie nämlich deren innere Welt verstehen, desto besser können Sie Ihr Verhalten auch auf deren Bedürfnisse ausrichten.

Wenn Sie sich an dieser Stelle fragen, warum Sie durch den Perspektivwechsel die Bedürfnisse der anderen Menschen besser verstehen lernen sollen, wo es doch darum geht, dass Sie sich um Ihre bislang frustrierten Bedürfnisse kümmern sollten, dann lässt sich dieser Widerspruch leicht auflösen. Ihre frustrierten Bedürfnisse nach Bindung können Sie nicht befriedigen, wenn Sie nicht den Bedürfnissen anderer Menschen mehr Beachtung schenken. Allein können Sie Ihr Bindungsbedürfnis nicht befriedigen. Es ist ein Geben und Nehmen, und solange Sie nicht geben können, werden Sie auch nicht das bekommen, was Sie eigentlich brauchen.

Haben Sie die wesentlichen Probleme Ihrer Interaktionen mit anderen Menschen verstanden, dann werden Sie ganz konkret an Ihren Verhaltensweisen arbeiten können (z. B. Verbesserung Ihres Kommunikationsstils, respektvolleres Verhalten, Beitrag zum Wohl einer Gruppe).

Merke

Wenn Sie Ihre Beziehung verbessern wollen, dann müssen Sie Verhaltensweisen erlernen, die den Bedürfnissen anderer Menschen entgegenkommen. Um aber deren Bedürfnisse besser zu verstehen, müssen Sie sich immer wieder in deren innere Welt eindenken und einfühlen (also einen sogenannten Perspektivwechsel vornehmen).

2.2.5 Die Arbeit an überhöhten Ansprüchen

Wenn Ihre Ansprüche überhöht und deshalb gar nicht zu erfüllen sind oder Sie der Versuch, diese zu erreichen, in den Burnout geführt hat, dann werden Sie nicht umhinkommen, Ihre Anspruchshaltung zu verändern. Das ist keine leichte Aufgabe, denn wer verzichtet schon gerne auf etwas, was sich unmittelbar positiv anfühlt und bislang ein wichtiger Teil der eigenen Persönlichkeit war? Im therapeutischen Gespräch werden Sie allerdings herausarbeiten, wie sehr überhöhte Ansprüche Ihren Veränderungswünschen entgegenstehen. Sie werden Ziele wie Stabilität in der Partnerschaft, eine bessere Beziehung mit Ihren Kindern, echte Freundschaften oder den Weg aus einem Burnout nur dann erreichen, wenn Sie Abstriche an Ihren überhöhten Ansprüchen machen. Diese Abstriche sind aber keine reine Verlustrechnung, sondern ermöglichen es Ihnen erst, wichtigere Ziele in Ihrem Leben zu erreichen als Erfolg, Geld, sozialen Status usw. Um etwas zu bekommen (Ihre Therapieziele zu erreichen), müssen Sie also etwas geben (einen Teil Ihrer Ansprüche).

2.2.6 Die Arbeit an innerer Ruhe und Zufriedenheit

Nicht zuletzt können Sie in der Psychotherapie lernen, sich mehr mit sich selbst zu beschäftigen, was auf den ersten Blick paradox klingt. Da narzisstische Menschen aber von ihren hohen Ansprüchen getrieben sind und ihr Handeln nur auf Anerkennung und Bewunderung ausgerichtet ist, vernachlässigen sie häufig sich selbst. Sie verfolgen keine Aktivitäten, die ihnen wirklich Zufriedenheit geben. Sie gönnen sich keine Ruhezeiten, sondern befinden sich vielmehr in einem Hamsterrad rastloser Aktivitäten. Doch da diese Aktivitäten weniger von eigenen Interessen und Leidenschaften geprägt, sondern eher fremdbestimmt sind (z.B. „Womit kann ich glänzen, gut ankommen, Bewunderung erzeugen?“), bleiben sie zutiefst unzufrieden und getrieben. In der Psychotherapie können Sie lernen, mit sich selbst nachsichtiger, verständnisvoller und vor allem aufmerksamer in Bezug auf Bedürfnisse nach Ruhe, Zufriedenheit und Erfülltheit zu sein. Erfahrungsgemäß steht hier an erster Stelle das Bedürfnis nach erfüllenden Freundschaften, aber auch die Suche nach Interessen bzw. Hobbys, die Ihnen wirklich Spaß bringen, ohne dass diese mit Leistungen und Bewunderung zu tun haben. Nicht wenige Patient:innen haben auf diesem Weg auch Zugang zu Entspannungsverfahren wie Achtsamkeitsübungen oder andere meditative Verfahren gefunden.

3 Der Umgang mit narzisstischen Menschen

Bevor wir uns der Frage nach dem Umgang mit narzisstischen Menschen im privaten oder beruflichen Umfeld zuwenden, müssen Sie sich fragen, ob Ihre Annahme, dass die betreffende Person narzisstisch und damit die „Ursache aller Probleme“ ist, wirklich zutrifft. Bekanntlich sind wir bei Beziehungsproblemen schnell mit dem Vorwurf des Narzissmus bei der Hand. Doch der so häufig geäußerte Vorwurf „Du bist ein Narzisst!“ bzw. „Du bist eine Narzisstin!“ ist erfahrungsgemäß wenig verlässlich und hilfreich, um ein partnerschaftliches Problem zu lösen. Außerdem treffen Sie mit dem Vorwurf des Narzissmus eine einseitige Schuldzuweisung, klammern sich selbst also vollständig aus der Problematik aus, was vielleicht auch nicht realistisch und hilfreich ist. Deswegen kann es manchmal besser sein, auf den Begriff des Narzissmus zu verzichten und einfach an dem (Beziehungs-)Problem zu arbeiten, das sich ja auch mit anderen Begriffen beschreiben lässt (z. B. Egoismus, Dominanz, geringe Fürsorglichkeit). Ob Ihre Partnerin oder Ihr Partner nun wirklich eine narzisstische Störung hat, lässt sich nur durch eine psychotherapeutische bzw. psychiatrische Untersuchung klären.

Merke

Der Vorwurf „Du bist ein Narzisst!“ bzw. „Du bist eine Narzisstin“ ist nicht immer treffend und, selbst wenn er zutrifft, in der Regel wenig hilfreich, um Konflikte zu lösen.

Können Sie mit einer großen Wahrscheinlichkeit davon ausgehen, dass bei Ihrem Gegenüber eine narzisstische Störung vorliegt, dann lautet eine der wichtigsten Fragen: *„Wird er bzw. sie sich verändern?“* Die Antwort darauf ist zweigeteilt: Solange die betreffende Person keine Einsicht in ihre narzisstische Problematik hat, ist eine Veränderung unwahrscheinlich. Dieser Tatsache gilt es ins Auge zu sehen und sich nicht in aussichtslose Hoffnungen auf eine spontane Veränderung zu ergehen. Grundsätzlich gilt, dass eine wiederkehrende Konfrontation in Form von Vorwürfen („Du bist arrogant“, „Du bist rechthaberisch", „Du bist egoistisch" usw.) zwar gut zum Dampfablassen Ihres berechtigten Ärgers über das narzisstische Verhalten dient, letztlich aber Öl ins Feuer Ihrer Beziehungsproblematik gießt. Mehr noch als gesunde Menschen reagieren narzisstische Menschen auf Konfrontation selten einsichtig, sondern in der Regel mit Gekränktheit, Ärger, Ablehnung und letztlich Rückzug, und am Ende verhärten sich die Fronten.

Anders sieht es hingegen aus, wenn die andere Person Einsicht in ihre narzisstische Problematik zeigt. Dann besteht, vielleicht auch mit Ihrer Unterstützung, die Aussicht auf eine positive Veränderung.

Eine andere häufige Frage ist: *„Was kann ich tun, damit er bzw. sie sich verändert?"* Auch hier muss man leider feststellen, dass die narzisstische Person sich nicht von Ihnen helfen lassen wird, solange sie keine Einsicht in ihre narzisstische Problematik hat. Erfahrungsgemäß geben die meisten Menschen, die den Versuch starten, eine narzisstische Person zu „bekehren", früher oder später desillusioniert auf.

Zusammengefasst gibt es drei Strategien im Umgang mit einem narzisstischen Partner bzw. mit einer narzisstischen Partnerin: Ertragen (vgl. Kapitel 3.1), Verändern (vgl. Kapitel 3.2) oder Trennen (vgl. Kapitel 3.3). Welche dieser Strategien für Sie die Richtige ist, das können natürlich nur Sie allein entscheiden.

3.1 Ertragen

Es gibt Menschen, die sich dazu entschließen, eine narzisstische Person (zum Beispiel ihren narzisstischen Partner oder ihre narzisstische Chefin) schlichtweg zu ertragen, da sie sich hiervon mehr Vor- als Nachteile versprechen. Als Beispiel lassen sich Ehen mit gemeinsamen Kindern (und einer finanziellen Abhängigkeit) vorstellen, wo zumeist die Ehefrau sich entschließt, zugunsten der Kinder auf eine Trennung zu verzichten. Oder eine berufliche Situation, in der man sich entschieden hat, zugunsten des eigenen Fortkommens oder der beruflichen Sicherheit den narzisstischen Chef bzw. die narzisstische Chefin zu ertragen. Aber auch das Ertragen will gelernt sein, denn es gilt dabei eine Dauerfehde zu vermeiden. Hierzu muss man einen hilfreichen Umgang mit seinen eigenen Frustrationen, dem Ärger und den Aggressionen finden, die durch das narzisstische Verhalten des Gegenübers ausgelöst werden. Es kann sein, dass Sie hiermit allein überfordert sind und deshalb für einen begrenzten Zeitraum professionelle Hilfe benötigen. In dem Fall suchen Sie sich eine Therapeutin oder einen Therapeuten, um in wenigen Therapiestunden an Strategien im Umgang mit einem narzisstischen Menschen zu arbeiten.

Natürlich kann kein Mensch beurteilen, ob die Strategie des Ertragens für Sie infrage kommt. Aber das Aufgeben des aussichtslosen Kampfes um Veränderung und das Aufgeben jeder Hoffnung auf Verbesserung kann manchmal erstaunlich viel zur Entspannung der Problematik beitragen. Sie müssen dann nicht mehr streiten und immer wieder enttäuscht sein, wenn sich nichts ändert. Es würde Sie aus Ihrer Hilflosigkeit befreien, die Sie wahrscheinlich schon lange Zeit quält. Und vielleicht gibt es Ihnen auch die Kraft und den Freiraum, den Fokus mehr auf sich selbst zu richten, sodass Sie sich mehr um Ihre Bedürfnisse kümmern können. Das ist viel leichter gesagt als getan und Sie brauchen womöglich eine professionelle Unterstützung, um diesen Weg gehen zu können.

3.2 Verändern

So sehr man sich wünscht, und das sicherlich zu Recht, dass der narzisstische Partner oder die narzisstische Partnerin sich verändern möge, zum Beispiel mithilfe einer längerfristigen Psychotherapie, so sollte man nicht allzu lange auf diese Art von Lösung warten. Wenn Sie sich der Tatsache bewusst sind, dass Sie die andere Person nicht aus eigener Kraft verändern können, dann ist es naheliegend, einen eigenen Umgang mit dem Problem zu suchen, das heißt, sich selbst zu verändern. Nicht warten, sondern selbst aktiv werden und nach eigenen Lösungen suchen, ist hier die Devise. Wenn Sie zu lange warten und vergeblich auf eine Veränderung hoffen, dann besteht die Gefahr, dass Sie unter der Belastung am Ende selbst eine psychische Erkrankung entwickeln. Das ist der Grund dafür, dass die Partnerinnen und Partner narzisstischer Menschen sich häufiger in Psychotherapie begeben als diese selbst.

Es gibt eine Reihe von Verhaltensweisen, mithilfe derer Sie einen narzisstischen Menschen eher zu einer akzeptablen Kommunikation bewegen können. Hierzu gehören insbesondere folgende Verhaltensweisen:

- *Reden Sie über konkrete Beispiele.* Anstatt grundsätzliche Vorwürfe zu äußern (z. B. „Du bist ein Narzisst!"), sollten Sie konkrete Verhaltensweisen benennen, welche Sie als störend und belastend erleben (z. B. „Du hast mir die letzte halbe Stunde gar nicht zugehört, sondern nur von dir erzählt").
- *Sprechen Sie mit Ich-Botschaften.* Anstatt Ihre Partnerin bzw. Ihren Partner mit Vorwürfen zu überhäufen, ist es hilfreicher, in Form von Ich-Botschaften ihr bzw. ihm die Auswirkungen eines bestimmten Verhaltens auf Ihre Person zu verdeutlichen (z. B. „Wenn du … machst, fühle ich mich einsam", „Wenn du … machst, fühle ich mich nicht verstanden" oder „Ich bekomme Angst, wenn du in einem solchen Ton mit mir redest").
- *Reagieren Sie mit Vernunft.* Es kann sehr hilfreich sein, wenn Sie Probleme in Ihrer Beziehung so vernünftig wie möglich ansprechen (z. B. „Ich denke, dass wir uns erst einmal in Ruhe anschauen, worin genau wir eigentlich unterschiedlicher Meinung sind, und dann schauen, wie wir einen Kompromiss finden können").
- *Erinnern Sie an gemeinsame Ziele.* Nehmen Sie gemeinsame Ziele in den Fokus und verdeutlichen sie die Konsequenzen, die das narzisstische Verhalten diesbezüglich hat (z. B. „Es ist doch unser beider Wunsch, dass die Kinder von unseren Streitigkeiten nichts mitbekommen. Wenn du mich in ihrer Gegenwart so heftig abwertest, dann wird sie das aber sicherlich belasten").
- *Versuchen Sie zu loben.* Wann immer Ihre Partnerin bzw. Ihr Partner ein normales, angemessenes Verhalten zeigt, dann sollten Sie die Gelegenheit nutzen, dies durch Lob zu verstärken (z. B. „Es hat mich gefreut, dass du mit mir den Film angeschaut hast" oder „Danke für deine Unterstützung bei der Vorbereitung meiner Präsentation, das hat mir wirklich geholfen").
- *Setzen Sie Grenzen.* Wird Ihr Partner bzw. Ihre Partnerin verbal oder physisch missbräuchlich oder gar gewalttätig (grobe Beleidigungen, körperliche Misshandlungen usw.), dann müssen Sie klare und wirksame Grenzen setzen. Dies reicht von verbalen Grenzsetzungen (z. B. „Dein Tonfall ist aggressiv und beleidigend. Wenn du das nicht änderst, verlasse ich den Raum!") bis hin zu sofortiger (räumlicher und evtl. endgültiger) Trennung bei körperlicher Gewalt.

Bei der Suche nach greifbaren Veränderungen kann es aber auch sehr hilfreich sein, sich für eine begrenzte Zeit (ca. 5 bis 10 Stunden) eine professionelle therapeutische Unterstützung zu holen. Man kann hier auch von einer

Art Coaching sprechen, das allerdings von einer Psychotherapeutin oder einem Psychotherapeuten mit hinreichender Erfahrung in der Behandlung narzisstischer Personen durchgeführt werden sollte. Im Rahmen dieses Coachings können Sie sich unter anderem die folgenden Punkte erarbeiten:

- Hilfe bei der Entscheidung für oder gegen eine Fortführung der Beziehung,
- Erarbeitung von Strategien, um die Einsicht der Partnerin bzw. des Partners in ihre bzw. seine narzisstische Problematik zu fördern,
- Erlernen von deeskalierenden kommunikativen Strategien im täglichen Miteinander (vgl. Kapitel 2.1.3),
- Umgang mit Streitpunkten (z. B., wie die gemeinsamen Kinder aus den partnerschaftlichen Spannungen herausgehalten werden können),
- Selbstfürsorge fördern, das heißt, sich besser um sich selbst und die eigenen Bedürfnisse kümmern.

3.3 Trennen

Realistisch betrachtet hängt die Möglichkeit der positiven Veränderung eines narzisstischen Menschen vom Schweregrad der narzisstischen Störung und der Einsicht in die eigene Problematik ab. Während Menschen mit einer leichter ausgeprägten narzisstischen Störung sich eventuell durch den liebevollen, aber hartnäckigen Einfluss ihrer Umgebung deutlich verändern können, ist dies bei Menschen mit einer stark ausgeprägten narzisstischen Störung ohne eine Psychotherapie selten der Fall. Aber da auch eine Psychotherapie nicht immer erfolgreich ist, sollten Partnerinnen und Partner die Option einer Trennung in Erwägung ziehen, wenn ihr eigener Leidensdruck zu hoch ist und es keine realistische Aussicht auf Veränderung gibt. Dies gilt auch für den Beruf, wo ein narzisstischer Vorgesetzter oder eine narzisstische Vorgesetzte einem das Leben zur Hölle machen kann. Wann der Zeitpunkt gekommen ist, an dem Sie alle Hoffnungen fahren lassen sollten, das Verhalten der betreffenden Person nicht länger akzeptieren können oder wollen und eine Trennung die einzige Lösung ist, können nur Sie entscheiden. Vielleicht brauchen Sie für diesen Schritt eine professionelle Unterstützung, damit Sie die Trennung auch wirklich durchziehen und das Ende Ihrer Beziehung akzeptieren können. Sobald aber seelische oder körperliche Gewalt ins Spiel kommt, sollten Sie diesen Schritt eher heute als morgen vollziehen.

Merke

Die langfristige Reaktion auf narzisstische Partnerinnen und Partner reicht von Ertragen bis hin zur Trennung. Oftmals kann dabei die Unterstützung durch eine Psychotherapie sehr hilfreich sein.

Anhang

Zitierte Literatur

American Psychiatric Association/Falkai, P. et al. (2018). *Diagnostisches und Statistisches Manual Psychischer Störungen DSM-5®* (2., korrig. Aufl.). Göttingen: Hogrefe. https://doi.org/10.1026/02803-000

Literaturempfehlungen

Back, M. (2023). *Ich! Die Kraft des Narzissmus.* München: Kösel. (Ein Buch über den gesunden Narzissmus)

Behary, W. (2014). *Mit Narzissten leben.* Paderborn: Junfermann. (Ein Ratgeber für Partnerinnen oder Partner bzw. Angehörige eines narzisstischen Menschen)

Lammers, C.-H. (2023). *Narzisstische Störung.* Göttingen: Hogrefe. (Ein Fachbuch für Therapeutinnen und Therapeuten)

Lammers, C.-H. & Eismann, G. (2019). *Bin ich ein Narzisst? Oder einfach nur sehr selbstbewusst?* Stuttgart: Schattauer. (Ein Selbsthilfebuch für Betroffene)

Malkin, C. (2017). *Der Narzissten-Test.* München: Dumont. (Ein Buch für Laien über Narzissmus)

Buchtipps

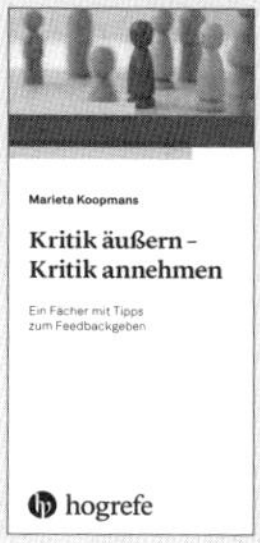

M. Koopmans

Kritik äußern – Kritik annehmen

Ein Fächer mit Tipps zum Feedbackgeben

In diesem Fächer finden Sie zahlreiche Hinweise, wie Sie das Feedbackgeben gewinnbringend für sich und andere einsetzen können. Es wird u.a. darauf eingegangen, wie Sie andere Personen kritisieren können, ohne sie zu verletzen oder zu kränken, und wie mit Emotionen und Widerständen im Gespräch umgegangen werden kann.

2020, 46 Seiten, Kleinformat, € 16,95 (DE)/€ 17,50 (AT)/ CHF 23.90, ISBN 978-3-8017-3054-3

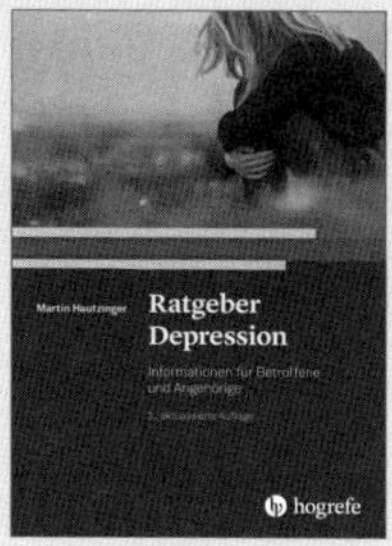

M. Hautzinger

Ratgeber Depression

Informationen für Betroffene und Angehörige

Reihe: Ratgeber zur Reihe Fortschritte der Psychotherapie, Band 13

Der Ratgeber klärt Betroffene und Angehörige über die Symptome, den Verlauf und die Ursachen von Depressionen auf. Er informiert über Behandlungsmöglichkeiten und stellt Selbsthilfemöglichkeiten vor.

*3., aktual. Auflage 2022, 77 Seiten, Kleinformat, € 9,95 (DE)/€ 10,30 (AT)/ CHF 14.50, ISBN 978-3-8017-3168-7**

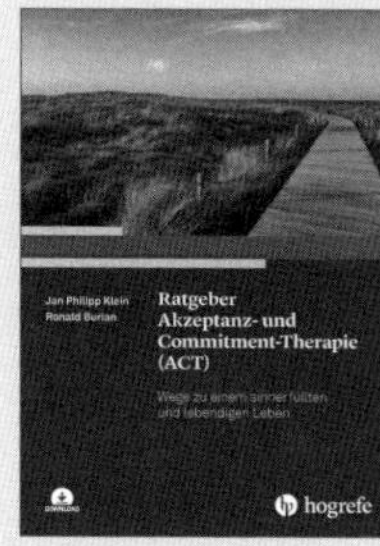

J. P. Klein / R. Burian

Ratgeber Akzeptanz- und Commitment-Therapie (ACT)

Wege zu einem sinnerfüllten und lebendigen Leben

Reihe: Ratgeber zur Reihe Fortschritte der Psychotherapie, Band 57

Der Ratgeber vermittelt Ihnen, wie Sie angesichts von Problemen und Belastungen handlungsfähig bleiben können, indem Sie anfangen, wieder Dinge zu tun, die Ihnen am Herzen liegen. Auf diese Weise wird oftmals ein sinnerfülltes und lebendiges Leben wieder möglich.

*2024, 126 Seiten, Kleinformat, inkl. Online-Materialien, € 14,95 (DE)/€ 15,40 (AT)/ CHF 21.50, ISBN 978-3-8017-3216-5**

** Dieser Titel ist auch als eBook erhältlich.*

www.hogrefe.com

hogrefe